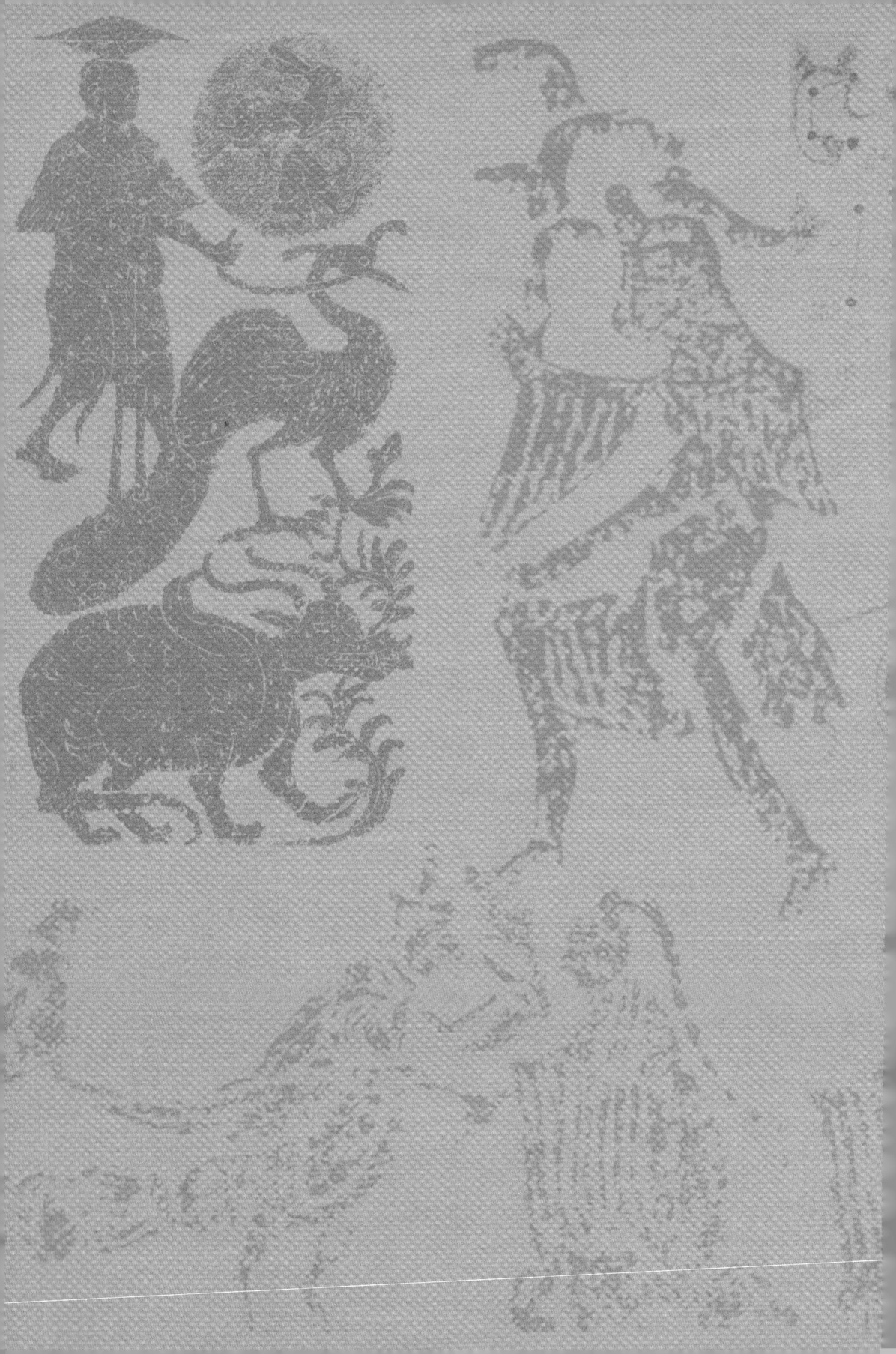

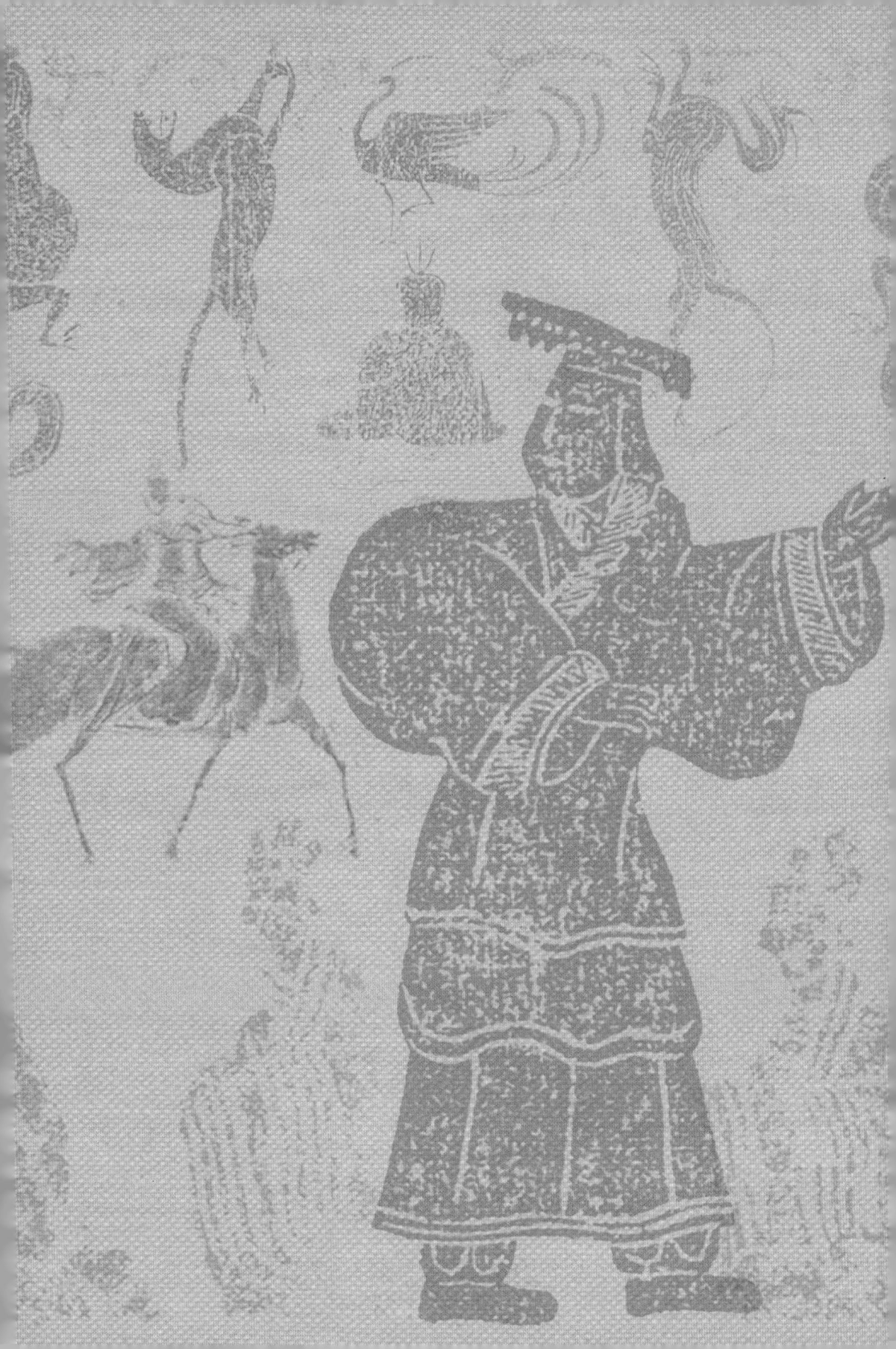

中国古医籍整理丛书

本 经 续 疏

清·邹澍 撰

王春燕 张桂菊 校注

中国中医药出版社

·北 京·

图书在版编目（CIP）数据

本经续疏/（清）邹澍撰；王春燕，张桂菊校注．—北京：中国中医药出版社，2017.12（2025.4重印）

（中国古医籍整理丛书）

ISBN 978 – 7 – 5132 – 4694 – 1

Ⅰ.①本…　Ⅱ.①邹…　②王…　③张…　Ⅲ.①《神农本草经》–注释　Ⅳ.①R281.2

中国版本图书馆 CIP 数据核字（2017）第 310303 号

中国中医药出版社出版

北京经济技术开发区科创十三街31号院二区8号楼
邮政编码　100176
传真　010 – 64405721
北京盛通印刷股份有限公司印刷
各地新华书店经销

开本 710×1000　1/16　印张 12.5　字数 124 千字
2017 年 12 月第 1 版　2025 年 4 月第 4 次印刷
书　号　ISBN 978 – 7 – 5132 – 4694 – 1

定价　48.00 元
网址　www.cptcm.com

服 务 热 线　010 – 64405510
购 书 热 线　010 – 89535836
维 权 打 假　010 – 64405753

微信服务号　zgzyycbs
微商城网址　https://kdt.im/LIdUGr
官 方 微 博　http://e.weibo.com/cptcm
天猫旗舰店网址　https://zgzyycbs.tmall.com

国家中医药管理局
中医药古籍保护与利用能力建设项目
组织工作委员会

项目专家组

顾　问　马继兴　张灿玾　李经纬

组　长　余瀛鳌

成　员　李致忠　钱超尘　段逸山　严世芸　鲁兆麟
　　　　郑金生　林端宜　欧阳兵　高文柱　柳长华
　　　　王振国　王旭东　崔　蒙　严季澜　黄龙祥
　　　　陈勇毅　张志清

项目办公室（组织工作委员会办公室）

主　任　王振国　王思成

副主任　王振宇　刘群峰　陈榕虎　杨振宁　朱毓梅
　　　　刘更生　华中健

成　员　陈丽娜　邱　岳　王　庆　王　鹏　王春燕
　　　　郭瑞华　宋咏梅　周　扬　范　磊　张永泰
　　　　罗海鹰　王　爽　王　捷　贺晓路　熊智波

秘　书　张丰聪

前 言

中医药古籍是传承中华优秀文化的重要载体，也是中医学传承数千年的知识宝库，凝聚着中华民族特有的精神价值、思维方法、生命理论和医疗经验，不仅对于传承中医学术具有重要的历史价值，更是现代中医药科技创新和学术进步的源头和根基。保护和利用好中医药古籍，是弘扬中国优秀传统文化、传承中医学术的必由之路，事关中医药事业发展全局。

1949 年以来，在政府的大力支持和推动下，开展了系统的中医药古籍整理研究。1958 年，国务院科学规划委员会古籍整理出版规划小组在北京成立，负责指导全国的古籍整理出版工作。1982 年，国务院古籍整理出版规划小组召开全国古籍整理出版规划会议，制定了《古籍整理出版规划（1982—1990）》，卫生部先后下达了两批 200 余种中医古籍整理任务，掀起了中医古籍整理研究的新高潮，对中医文化与学术的弘扬、传承和发展，发挥了极其重要的作用，产生了不可估量的深远影响。

2007 年《国务院办公厅关于进一步加强古籍保护工作的意见》明确提出进一步加强古籍整理、出版和研究利用，以及

"保护为主、抢救第一、合理利用、加强管理"的方针。2009年《国务院关于扶持和促进中医药事业发展的若干意见》指出，要"开展中医药古籍普查登记，建立综合信息数据库和珍贵古籍名录，加强整理、出版、研究和利用"。《中医药创新发展规划纲要（2006—2020)》强调继承与创新并重，推动中医药传承与创新发展。

2003~2010年，国家财政多次立项支持中国中医科学院开展针对性中医药古籍抢救保护工作，在中国中医科学院图书馆设立全国唯一的行业古籍保护中心，影印抢救濒危珍本、孤本中医古籍1640余种；整理发布《中国中医古籍总目》；遴选351种孤本收入《中医古籍孤本大全》影印出版；开展了海外中医古籍目录调研和孤本回归工作，收集了11个国家和2个地区137个图书馆的240余种书目，基本摸清流失海外的中医古籍现状，确定国内失传的中医药古籍共有220种，复制出版海外所藏中医药古籍133种。2010年，国家财政部、国家中医药管理局设立"中医药古籍保护与利用能力建设项目"，资助整理400余种中医药古籍，并着眼于加强中医药古籍保护和研究机构建设，培养中医古籍整理研究的后备人才，全面提高中医药古籍保护与利用能力。

在此，国家中医药管理局成立了中医药古籍保护和利用专家组和项目办公室，专家组负责项目指导、咨询、质量把关，项目办公室负责实施过程的统筹协调。专家组成员对古籍整理研究具有丰富的经验，有的专家从事古籍整理研究长达70余年，深知中医药古籍整理研究的重要性、艰巨性与复杂性，履行职责认真务实。专家组从书目确定、版本选择、点校、注释等各方面，为项目实施提供了强有力的专业指导。老一辈专家的学术水平和智慧，是项目成功的重要保证。项目承担单位山东中医药大学、南京中医药大学、上海中医药大学、福建中医药大学、浙江省中医药研究院、陕西省中医药研究院、河南省中医药研究院、辽宁中医药大学、成都中医药大学及所在省市中医药管理部门精心组织，充分发挥区域间互补协作的优势，并得到承担项目出版工作的中国中医药出版社大力配合，全面推进中医药古籍保护与利用网络体系的构建和人才队伍建设，使一批有志于中医学术传承与古籍整理工作的人才凝聚在一起，研究队伍日益壮大，研究水平不断提高。

　　本着"抢救、保护、发掘、利用"的理念，该项目重点选择近60年未曾出版的重要古医籍，综合考虑所选古籍的保护价值、学术价值和实用价值。400余种中医药古籍涵盖了医经、基础理论、诊法、伤寒金匮、温病、本草、方书、内科、外科、女科、儿科、伤科、眼科、咽喉口齿、针灸推拿、养生、医案医话医论、医史、临证综合等门类，跨越唐、宋、金元、明以迄清末。全部古籍均按照项目办公室组织完成的行业标准《中医古籍整理规范》及《中医药古籍整理细则》进行整理校注，绝大多数中医药古籍是第一次校注出版，一批孤本、稿本、抄本更是首次整理面世。对一些重要学术问题的研究成果，则集中收录于各书的"校注说明"或"校注后记"中。

　　"既出书又出人"是本项目追求的目标。近年来，中医药古籍整理工作形势严峻，老一辈逐渐退出，新一代普遍存在整理研究古籍的经验不足、专业思想不坚定等问题，使中医古籍整理面临人才流失严重、青黄不接的局面。通过本项目实施，搭建平台，完善机制，培养队伍，提升能力，经过近5年的建设，锻炼了一批优秀人才，老中青三代齐聚一堂，有效地稳定了研究队伍，为中医药古籍整理工作的开展和中医文化与学术的传承提供必备的知识和人才储备。

本项目的实施与《中国古医籍整理丛书》的出版，对于加强中医药古籍文献研究队伍建设、建立古籍研究平台，提高古籍整理水平均具有积极的推动作用，对弘扬我国优秀传统文化，推进中医药继承创新，进一步发挥中医药服务民众的养生保健与防病治病作用将产生深远影响。

第九届、第十届全国人大常委会副委员长许嘉璐先生，国家卫生计生委副主任、国家中医药管理局局长、中华中医药学会会长王国强先生，我国著名医史文献专家、中国中医科学院马继兴先生在百忙之中为丛书作序，我们深表敬意和感谢。

由于参与校注整理工作的人员较多，水平不一，诸多方面尚未臻完善，希望专家、读者不吝赐教。

国家中医药管理局中医药古籍保护与利用能力建设项目办公室
二〇一四年十二月

许 序

　　"中医"之名立，迄今不逾百年，所以冠以"中"字者，以别于"洋"与"西"也。慎思之，明辨之，斯名之出，无奈耳，或亦时人不甘泯没而特标其犹在之举也。

　　前此，祖传医术（今世方称为"学"）绵延数千载，救民无数；华夏屡遭时疫，皆仰之以度困厄。中华民族之未如印第安遭染殖民者所携疾病而族灭者，中医之功也。

　　医兴则国兴，国强则医强。百年运衰，岂但国土肢解，五千年文明亦不得全，非遭泯灭，即蒙冤扭曲。西方医学以其捷便速效，始则为传教之利器，继则以"科学"之冕畅行于中华。中医虽为内外所夹击，斥之为蒙昧，为伪医，然四亿同胞衣食不保，得获西医之益者甚寡，中医犹为人民之所赖。虽然，中国医学日益陵替，乃不可免，势使之然也。呜呼！覆巢之下安有完卵？

　　嗣后，国家新生，中医旋即得以重振，与西医并举，探寻结合之路。今也，中华诸多文化，自民俗、礼仪、工艺、戏曲、历史、文学，以至伦理、信仰，皆渐复起，中国医学之兴乃属必然。

迄今中医犹为国家医疗系统之辅，城市尤甚。何哉？盖一则西医赖声、光、电技术而于20世纪发展极速，中医则难见其进。二则国人惊羡西医之"立竿见影"，遂以为其事事胜于中医。然西医已自觉将入绝境：其若干医法正负效应相若，甚或负远逾于正；研究医理者，渐知人乃一整体，心、身非如中世纪所认定为二对立物，且人体亦非宇宙之中心，仅为其一小单位，与宇宙万象万物息息相关。认识至此，其已向中国医学之理念"靠拢"矣，虽彼未必知中国医学何如也。唯其不知中国医理何如，纯由其实践而有所悟，益以证中国之认识人体不为伪，亦不为玄虚。然国人知此趋向者，几人？

国医欲再现宋明清高峰，成国中主流医学，则一须继承，一须创新。继承则必深研原典，激清汰浊，复吸纳西医及我藏、蒙、维、回、苗、彝诸民族医术之精华；创新之道，在于今之科技，既用其器，亦参照其道，反思己之医理，审问之，笃行之，深化之，普及之，于普及中认知人体及环境古今之异，以建成当代国医理论。欲达于斯境，或需百年欤？予恐西医既已醒悟，若加力吸收中医精粹，促中医西医深度结合，形成21世纪之新医学，届时"制高点"将在何方？国人于此转折之机，能不忧虑而奋力乎？

予所谓深研之原典，非指一二习见之书、千古权威之作；就医界整体言之，所传所承自应为医籍之全部。盖后世名医所著，乃其秉诸前人所述，总结终生行医用药经验所得，自当已成今世、后世之要籍。

盛世修典，信然。盖典籍得修，方可言传言承。虽前此50余载已启医籍整理、出版之役，惜旋即中辍。阅20载再兴整理、出版之潮，世所罕见之要籍千余部陆续问世，洋洋大观。

今复有"中医药古籍保护与利用能力建设"之工程，集九省市专家，历经五载，董理出版自唐迄清医籍，都400余种，凡中医之基础医理、伤寒、温病及各科诊治、医案医话、推拿本草，俱涵盖之。

噫！璐既知此，能不胜其悦乎？汇集刻印医籍，自古有之，然孰与今世之盛且精也！自今而后，中国医家及患者，得览斯典，当于前人益敬而畏之矣。中华民族之屡经灾难而益蕃，乃至未来之永续，端赖之也，自今以往岂可不后出转精乎？典籍既蜂出矣，余则有望于来者。

谨序。

第九届、十届全国人大常委会副委员长

许嘉璐

二〇一四年冬

王 序

中医学是中华民族在长期生产生活实践中，在与疾病作斗争中逐步形成并不断丰富发展的医学科学，是中国古代科学的瑰宝，为中华民族的繁衍昌盛作出了巨大贡献，对世界文明进步产生了积极影响。时至今日，中医学作为我国医学的特色和重要医药卫生资源，与西医学相互补充、相互促进、协调发展，共同担负着维护和促进人民健康的任务，已成为我国医药卫生事业的重要特征和显著优势。

中医药古籍在存世的中华古籍中占有相当重要的比重，不仅是中医学术传承数千年最为重要的知识载体，也是中医为中华民族繁衍昌盛发挥重要作用的历史见证。中医药典籍不仅承载着中医的学术经验，而且蕴含着中华民族优秀的思想文化，凝聚着中华民族的聪明智慧，是祖先留给我们的宝贵物质财富和精神财富。加强对中医药古籍的保护与利用，既是中医学发展的需要，也是传承中华文化的迫切要求，更是历史赋予我们的责任。

2010 年，国家中医药管理局启动了中医药古籍保护与利用能力建设项目。这既是传承中医药的重要工程，也是弘扬优秀民族文化的重要举措，不仅能够全面推进中医药的有效继承和创新发展，为维护人民健康做出贡献，也能够彰显中华民族的璀璨文化，为实现中华民族伟大复兴的中国梦作出贡献。

相信这项工作一定能造福当今，嘉惠后世，福泽绵长。

国家卫生和计划生育委员会副主任

国家中医药管理局局长

中华中医药学会会长

王国强

二〇一四年十二月

马 序

　　新中国成立以来，党和国家高度重视中医药事业发展，重视古籍的保护、整理和研究工作。自 1958 年始，国务院先后成立了三届古籍整理出版规划小组，分别由齐燕铭、李一氓、匡亚明担任组长，主持制订了《整理和出版古籍十年规划（1962—1972）》《古籍整理出版规划（1982—1990）》《中国古籍整理出版十年规划和"八五"计划（1991—2000）》等，而第三次规划中医药古籍整理即纳入其中。1982 年 9 月，卫生部下发《1982—1990 年中医古籍整理出版规划》，1983 年 1 月，中医古籍整理出版办公室正式成立，保证了中医古籍整理出版规划的实施。2002 年 2 月，《国家古籍整理出版"十五"（2001—2005）重点规划》经新闻出版署和全国古籍整理出版规划领导小组批准，颁布实施。其后，又陆续制定了国家古籍整理出版"十一五"和"十二五"重点规划。国家财政多次立项支持中国中医科学院开展针对性中医药古籍抢救保护工作，文化部在中国中医科学院图书馆专门设立全国唯一的行业古籍保护中心，国家先后投入中医药古籍保护专项经费超过 3000 万元，影印抢救濒危珍、善、孤本中医古籍 1640 余种，开展了海外中医古籍目录调研和孤本回归工作。2010 年，国家财政部、国家中医药管理局安排国家公共卫生专项资金，设立了"中医药古籍保护与利用能力建设项目"，这是继 1982～1986 年第一批、第二批重要中医药古籍整理之后的又一次大规模古籍整理工程，重点整理新中国成立后未曾出版的重要古籍，目标是形成并普及规范的通行本、传世本。

为保证项目的顺利实施，项目组特别成立了专家组，承担咨询和技术指导，以及古籍出版之前的审定工作。专家组中的许多成员虽逾古稀之年，但老骥伏枥，孜孜不倦，不仅对项目进行宏观指导和质量把关，更重要的是通过古籍整理，以老带新，言传身教，培养一批中医药古籍整理研究的后备人才，促进了中医药古籍保护和研究机构建设，全面提升了我国中医药古籍保护与利用能力。

作为项目组顾问之一，我深感中医药古籍保护、抢救与整理工作的重要性和紧迫性，也深知传承中医药古籍整理经验任重而道远。令人欣慰的是，在项目实施过程中，我看到了老中青三代的紧密衔接，看到了大家的坚持和努力，看到了年轻一代的成长。相信中医药古籍整理工作的将来会越来越好，中医药学的发展会越来越好。

欣喜之余，以是为序。

中国中医科学院研究员

马继兴

二〇一四年十二月

校注说明

　　《本经续疏》，清·邹澍撰。邹澍（1790—1844），字润安，晚号闰庵。清武进人。其本草著述主要包括《本经疏证》十二卷、《本经续疏》六卷、《本经序疏要》八卷。本书取《本经》《别录》为经，以《唐本草》《本草图经》为纬，与《伤寒论》《金匮要略》《千金方》交互参证，"疏其文而证其解"。采用笺疏之例，辨证之体，重在讨论药性及其在古方中的运用。《本经续疏》依《本经疏证》体例补充撰著而成，全书共六卷，载药142 种。

　　根据邹澍的自序署名，知本书的编撰始于道光十七年（1837）夏，从汤用中的跋语中可知，该书付梓时间是道光戊申（1848）八月，刻成于道光己酉（1849）三月。

　　（1）《本经疏证》的编撰始于道光十七年夏（邹澍序）。

　　（2）经过六年时间，完成第一部：《本经疏证》。

　　（3）《本经序疏要》邹澍序的署名时间为道光二十年（1840）九月五日。

　　（4）开雕时间道光戊申八月，刻成道光己酉三月（汤跋）。

　　（5）邹澍卒于道光二十四年八月十六日。

　　（6）门人订正，友人赞助出版。

　　道光己酉本是初刻本。《中国中医古籍总目》著录版本共15 种，经考查，以初刻本为源头，只有两个版本系统：一是清同治十二年癸酉（1873）反经堂刻本，反经堂刻本仅刊刻一次；二是长年医局刻本，经过数次印刷和重刻，形成一个大的版本系统。日昇山房、麟玉山房、周日新堂、韩文焕斋、千顷堂等多次刊印，使该书在清末民初得以广泛流传。

本次校勘以清道光二十九年（1849）初刻本为底本，同治癸酉反经堂重刊本（简称反经堂本）、常州长年医局本为校本。

具体校注原则如下：

1. 原繁体竖排改为简体横排，并加标点。

2. 原书中代表前后文的"右""左"，一律改为"上""下"。

3. 药名尽量规范统一。

4. 底本中的异体字、古体字、俗写字等，径改，不出校记。

5. 通假字保留，不常见的出注说明。

6. 书中每味药下首列《本经》《别录》原文，为示区别，《本经》原文使用黑体字。

序

　　曰耆婆①学医七年，师见其勤且敏也，一日与劚②药、盛药具，令遍察国中，凡草木不中药用者，悉为取来。著婆求之不获，空器以复其师，师大称赏焉。佛氏主宏悟，予以为非是。《本经》为神农亲定，设如彼所云，则凡典章法度、经世大则，在黄帝时规模略具，何以历唐虞三代，其制乃备，孔子犹欲兼收节取，如虞乐、夏时、殷辂、周冕也。夫肖物刻范，因弊设防，究之未事已前，证之成验已后，经制固应如是，药物岂独不然？盖一人效技，必备数十百药而用始周，一药意旨，必历数十百人而情乃确。如果学七年所见，竟无非药，一日尝药，至遇七十毒，则今所传《本经》者，盖可旦暮明之而旬日间得期于通矣。曾谓其易如是哉！阴阳纡敛，期之以时日，终不能无忿；高下燥湿，限之以方罫③，犹恐其有忒。何况取以研覈④物之形色气味，用以衡量人之强弱疾厄，自宜积岁月乃得要领，以故历数十年始增一物，更千百年得一会归⑤。不然，周秦以上，三百六十五味固托始神农，汉魏以下，迄于齐梁，药物已倍，何不闻又有神农耶？自是以降，增至三百余种者，有《拾遗》《纲目》；增百余种者，有《唐本》《开宝》。其《嘉祐》《图经》皆至七十余种，不及五十种者指不胜屈。善夫！宇文虚

---

① 耆婆：印度古代名医，后被尊为神。
② 劚（zhú 竹）：用砍刀、斧等工具砍削。
③ 罫（guǎi 拐）：围棋上的方格，在这里比喻界限。
④ 覈（hé 合）：核实。
⑤ 会归：结局，结果。

中称唐慎微为士人治病概不受酬，但以名方秘录为请，以故士人于经史书中得一药名一方论，必录以告，遂积成卷轴，为《证类本草》。噫！古人之勤乃尔，订《本经疏证》讫，豫春复以常用之药为请，续疏如上。自知诮诮，然固有所本，与凭空增药异矣。

邹澍识

目 录

卷 六

卷　一

上品，石一味，草十七味。

石钟乳

味甘，温，无毒。主咳逆上气，明目，益精，安五脏，通百节，利九窍，下乳汁，益气，补虚损，疗脚弱疼冷、下焦伤竭，强阴。久服延年益寿、好颜色、不老、令人有子，不炼服之令人淋。一名公乳，一名芦石，一名夏石。**生少室山谷及泰山，**采无时。蛇床为之使，恶牡丹、玄石、牡蒙，畏紫石英、蘘草。

钟乳系山洞石穴中阴处溜汁所成，凡仰视石脉涌起处，即有乳状下垂如倒生山峰，峰端渐锐且长如冰柱，柱端轻薄中空如鹅翎，系石液滴沥，且滴且凝而成，以色洁白微红，碎之如爪甲，中如雁齿，光明者为善。参《桂海志》《吴氏本草》《图经》。

乳与泉皆山石中润泽之气所结，而性体不同，为用迥殊者，以乳得其阴而化于阳，泉得其阳而化于阴耳。惟得其阳，故专行流动旋转空隙之地；惟化于阴，故仰出而性寒。惟得其阴，故专行崭岩荦确①艰阻之所；惟化于阳，故俯出而性温。其在人身，一则似溺似津，行阳道而质清冽；一则似液似精，行阴道而质稠黏也。质稠黏而性温，形中空而有窍，体洁白而通明，何能不明目，益精，通百节，利九窍，下乳汁？石属金而性下行，何能不主咳逆上气？五脏主藏精而不泻，精既充盈，且能彼此输灌，五脏又何能不安？特味甘气温，其用在补，则只有

① 荦（luò 洛）确：怪石嶙峋貌。

合于肺虚且寒，气馁不降，绝无与①于风寒热湿之客为咳逆上气者矣。故《千金》于肺虚冷，有补肺汤第二方、第四方、第五方；于气极，有钟乳散；于咳嗽，有钟乳七星散，又七星散，大都合温补药用之。是明目，为明精气不充，神光昏暗之目；益精，为益阴寒酸削，气化清冷之精；安五脏，为安气失联络，不相裒②益之五脏；通百节，为通骨属乏泽，屈伸不利之百节；利九窍，为利气道窘涩，开阖不便之九窍；下乳汁，为下冲脉既上，无阳以化之乳汁，其与一切外感及他内伤均无涉也。夫补之为补，于无形易，有形难。精乃五脏液之至粹，其成尤不易，乃观钟乳功力多在补精，且若不甚难者。《千金》治阴痿精薄而冷方，云：欲多精，倍钟乳。是钟乳之益精甚速也。殊不知有形之生长消歇，皆视无形为指使。《阴阳应象大论》所谓精食气。精化为气，则气为精母，古训甚明，即以泰西③所谓质具之德、传生之用而论其义，亦为气聚生火，火盛迫液，尽可顷刻而成，初非难事。即钟乳之所以生，原石中润泽之气被阳气蒸逼而流，既已液中有气，气中具阳，其蒸腾变化，亦又何难？况观于《别录》之义，尤有递相补缀之妙，譬如调兵剿狄，则令禁兵守要害，腹里之兵防边，以易边兵出塞，为其风土合宜，人情不甚相远耳。钟乳之用，具有此义。调在上未虚之阳，和在下失偶之阴，而恃其甘温气味踞守于肺，使源源继进，务令火下归而水上济，成不偏不倚、平治之功，此益气之下，所以复赘补虚损一言，而脚弱疼冷，下焦伤竭，强阴，均一以贯之矣。乃世俗所谓补精，动以质腻性寒者当之，名曰以类相求，岂知无阳则阴何由生，是

---

① 与：反经堂本作"举"。
② 裒（póu）：减去。
③ 泰西：犹极西。旧泛指西方国家。

以不阻于中，即滞于下，初为胃减，续为便溏，驯至心之化物无权，肺之治节失职而毙，宜乎视补精为甚难之事也，孰知以阳生阴，推近及远，为易易耶！

黄　精

味甘，平，无毒。主补中益气，除风湿，安五脏。久服轻身、延年、不饥。一名重楼，一名菟竹，一名鸡格，一名救穷，一名鹿竹。生山谷，二月采根，阴干。

黄精三月生苗，高一二尺，叶如竹叶，不尖而短，两两对生，茎梗柔脆，颇似桃枝，本黄末赤，四月开青白花，状如小豆花，结子白如黍粒，亦有无子者。根横行如嫩生姜，亦如萎蕤，黄色，蒸熟则黑。参《图经》《纲目》。

黄精根既黄，干复本黄末赤，是其归根复命的在火土之化，以为补中益气，确凿无疑。或谓其献技效能在青白之花，青以胜土而除湿，白以胜木而除风。予则以为牵强附会。谓青属木，独不可以助风乎？谓白属金，独不可以凝湿乎？安在其能除风湿也。且黄精之补中益气，本为除风湿耳，非补中益气、除风湿两分功效也。盖黄精之宽缓犹夷①，决非治外受风湿之物，所谓风必淫于外而不反之阳，所谓湿必滞于内而不化之气。惟气滞于内而不化津化血，斯阳淫于外而不反本还原，此风湿是一气之不谐，非两气之互合矣，不然，乌得以补中益气之物治之耶。且气血阴阳皆纲维于中焦，惟其脾输心化，方足供一身运动。然脾输赖肝之疏，心化藉肺之布，倘肺不布，则心所化之阳淫于外而为风，肝不疏，则脾所输之精滞于中而为湿。青

---

① 犹夷：舒散。

者风气，白者燥气，风湿之病得风燥之化行，湿遂不能拒风于外，风遂不能旋湿于中，风则仍为阳气而内归，湿则化为津血而外布，此青白之用，所以密托于本黄末赤之体，而脾之力尤在行气于四末，此其两两相对之叶，又确然象人之手与足。黄精功用在四肢酸疼迟重，不为风雨而增，不因晴明而减，又复中气虚馁者，即轻身、不饥，亦一以贯之矣。

菖 蒲

味辛，温，无毒。主风寒湿痹，咳逆上气，开心孔，补五脏，通九窍，明耳目，出音声，主耳聋，痈疮，温肠胃，止小便利，四肢湿痹不得屈伸，小儿温疟，身积热不解，可作浴汤。**久服轻身、聪耳、明目、不忘、不迷惑、延年、益心智、高志、不老。一名昌阳。生上洛池泽及蜀郡严道**，一寸九节者良，露根不可用，五月、十二月采根，阴干。秦皮为之使，恶地胆、麻黄。

菖蒲生水石间，叶如韭，中心有脊，无花实，经冬不彫①，根盘屈有节，一根旁引三四根，旁根节尤密，采之初虚软，干方坚实，折之中心色微赤，嚼之辛香少滓。《图经》。

火媾于土，变而为金。其已趋于金，未离于土者为石。石之异于金，以击之能碎而有火也；石之异于土，以坚刚而不化于水也。惟然，则设有石者，清于水而水不能入，含夫火而火不能出，阴与阳相拒而不相谋，水与火相守而不相化，下之气不能交乎天，上之气不能交乎地，又何自沾生趣，而为物赖以发育耶！人身灵明，犹火蓄石中；人身躯体，犹石能蓄火。假

---

① 彫：通"凋"。《本草衍义·苦菜》："四方皆有，在北道则冬方彫毙，生南方则冬夏常青。"

使躯体为寒水所蒙，灵明为痰涎所壅，则运动不周，视听不协，可谓非因内不能出，而外遂不化乎！菖蒲者不藉纤毫土气，生于水底碎石之间，隔水能通，以无窍为有窍，自地接天，以不联为联，且其气芳烈，味辛温，有阳毕达，有阴悉布，刘潜江①所谓"非至阴之贞，不能发至阳之光，发至阳之光，乃益畅至阴之用者"信矣。否则，外有风寒湿痹，内为咳逆上气者，何以不治痹，亦不治咳而用此？况补五脏者，非一开心孔可了事，而明耳目、出音声，又岂通九窍所堪致也。盖视听言动，皆灵明之用。然灵明犹灯，藉膏乃燃。火者，气之灵；气者，火之使。而气曳水以行，水由气而阻。行气即所以行水，行水即所以濬②灵明。灵明畅而气条达，气条达而水流通，水流通而灵明遂有所依。曰"开心孔，补五脏，利九窍，明耳目，出音声"一而已，更何忧乎风寒湿痹中之咳逆上气哉！至《别录》所增"主痈疮，温肠胃，小儿温疟，身积热不解"，皆火为水遏，欲出不得，与前旨不异，惟于痹则专及四肢不得屈伸，于九窍则偏止小便过利，又独重耳聋，何也？夫固因其节数耳，津液之流不为节碍，倘使无节，不将倾泻净尽乎！是故菖蒲需促节者，一有取于节宣，一有取于节制。宣则不壅，所以主四肢湿痹不得屈伸也；制则不滥，所以止小便利也。不壅则浊去，不滥则清澄，澄澈清莹，映物所以能明，而耳遂不聋。要之，菖蒲不可徒视为开邪，亦不可徒视为崇正。邪开而正自崇者有之，正崇而邪自开者有之。故凡水液浑浊为神明之翳者，咸有取于是也。

① 刘潜江：即刘若金，字云密，湖北潜江人，明末医家，著有《本草述》。

② 濬（jùn 俊）：同"浚"，疏通。

菟丝子

　　味辛、甘，平，无毒。主续绝伤，补不足，益气力，肥健，汁去面皯，养肌，强阴，坚筋骨。主茎中寒，精自出，溺有余沥，口苦，燥渴，寒血为积。**久服明目、轻身、延年。一名菟芦，**一名菟缕，一名蓎蒙，一名玉女，一名赤纲，一名菟累。生朝鲜川泽田野，蔓延草木之上，色黄而细为赤纲，色浅而大为菟累，九月采实，暴干。得酒良，薯蓣、松脂为之使，恶雚菌。

　　菟丝子初夏生苗，亦有根，苗如丝综。及长，延着草木，其根自断，无叶，有花白色微红，香亦袭人。六七月结实，极细如蚕子，土黄色。九月收采。参《图经》《纲目》。

　　兔无雄，阴兽也。然狡狯若猿，窜疾若蛇，则其用皆阳矣。兔，微物也，故诸兽与遇皆欲得为餐。兔或无可遁，则耸尻伏地，他兽近而搏焉，则环后足以蹄之，他兽多反伤，兔已乘蹄遁，是其绝有力处，深伏于踵，所用之阳皆在是。菟丝之根犹其踵也，为四月盛阳所迫，屈蟄之阴，并从阳化，如丝如缕，宣布无方，则犹其狡狯窜疾也。迨至七月，感受初阴，遂结为实，实中无他，不过稠黏丝缕，屈曲蟠绕于中，则犹其抵穴伏处也。阴者，阳之种，乃遇阳辄化而宣布；阳者，阴之用，乃遇阴辄屈而归根。是其能联属浮越无根之气，化为生阳以媾于阴，而返本还元，归于窟宅，为不动之阳。故其治可分为四端：曰不激则不化，是《别录》疗口苦燥渴之义也；不空则不布，是《本经》主"续绝伤，补不足"之义也；不媾则不结，是《本经》主"明目，益气力，肥健"，《别录》主"养肌，强阴，坚筋骨"之义也；不遇窟则不伏，是《别录》主"茎寒精自出，溺有余沥，寒血为积"之义也。遇阳斯布，即以布为归；遇阴斯屈，便用屈为发。如环无端，正似其丝上结实，实中藏丝，所以为上品要药。虽然，《伤寒》通脉四逆证之面赤戴阳，茯苓四逆证之身有微热，皆浮越之阳，何不用是物，化为生阳而使之归也？夫太和之元气，固有阴有阳，以相播荡而为生化，与驳戾之邪气，亦有寒有热，以相激逐而为患害者，乌可同日语？则菟丝者，焉能以优柔温润之气，折暴戾严肃之阴，而令阳得归耶！

牛　膝

味苦、酸，平，无毒。**主寒湿痿痹，四肢拘挛，膝痛不可屈伸，逐血气伤热火烂，堕胎**，疗伤中少气、男子阴消、老人失溺，补中续绝，填骨髓，除脑中痛及腰脊痛，妇人月水不通血结，益精，利阴气，止发白。**久服轻身、耐老。一名百倍。生河内川谷及临朐**，二月、八月、十月采根，阴干。恶萤火、陆英、龟甲，畏白前。

牛膝秋收子，至春种之，其苗方茎暴节，高二三尺，青紫色，节如鹤膝，又如牛膝，叶皆对生，颇似苋而长且尖䏲，秋月于节上生花作穗，结子如鼠妇，有涩毛，皆贴茎倒生，九月采根，以极长、大至三尺而柔润者佳，中有白汁。《图经》，参《纲目》。

寒湿能成痹，不能成痿，痹能为四肢拘挛，膝痛不可屈伸，痿则不能。曰"寒湿痿痹，四肢拘挛，膝痛不可屈伸"。将痿、痹遂可无别耶！且《素问》于二者各自为论，皆辨之明且晰，不言其因有同焉者，何也？盖痿与痹皆筋节间病，而寒湿有已化有未化，未化则浸淫筋节为病，已化则熏灼筋节为病。《素问》论痹多病于浸淫，论痿多起于熏灼。《痹论》曰"其留连筋骨间者，疼久"，曰"在于筋则屈不伸"；《痿论》曰"肝气热则胆泄，口苦，筋膜干。筋膜干则筋急而挛"。以是知"四肢拘挛，膝痛不可屈伸"，细体之原有分别，概目之则固有因同者在矣。牛膝之治此，妙在不必问其已化未化，但执定其病在筋节间，痛而不可屈伸者，皆能已之。盖其体柔韧似筋，而一线直下，上生之茎有节，下达之根无节，不用其茎但用其根，是可知筋节间病，凡自下而上者，则以此自上而下；长于下短于上者，因其上行转而下达，且柔则可屈，直则可伸，安在其有不合也。然则曰"逐血气伤热火烂"何也？夫热火烁烙肌肉，血气沸腾，其应自上而下者必为之阻，反逆而上出；其应自下而上者遂为之吸引，以入于其中。上出者遇筋节亦能停留，上引者在下遂由是干涸。停留者，可致四肢拘挛；干涸者，能得膝痛不可屈伸。以是知"血气伤热火烂"亦四肢拘挛，膝痛不可屈伸之源，与因寒湿为痿痹者，所伤虽殊，然推类至尽，原有不异者在矣。牛膝之治此，妙在其味苦，本系火化，其体柔润，中有白汁，上短下长，又协水形，是为纳火气于水中，化炎上为润下。火者受伤之本，水者制火之资。能使火随水而下，水抑火而平，则血气被热火伤烂，又安有不除也。况胎者原系火养水中，水澄而不流，火定而不摇者也。驱其水使流，引其火使随，水又焉有不堕者哉！然则《别录》续增所主，皆融会《本经》之旨而扩充者也。大率强者使柔，槁者使润，上者使下，断者使连，阻者使通，尽抑火令就水，助水令充行之治。独"老人失溺"一语正相背，此无他，不过火不入水。而气不摄溺，仍是苗短根长，凝阳于阴之治耳。详见秦艽下。惟茎色青紫，叶皆对出，开花节间，又有涩毛贴茎倒生，当明其赖水火之交混，始不阂于关节，就关节之阻挠，为收成之所自，即欣荣以向长，睹逆折已具形，于是牛膝之功能性味，尽在隐约中呈露其天真矣。

茺蔚子

味辛、甘，微温、微寒，无毒。主明目，益精，除水气，疗血逆，大热头痛，心烦。**久服轻身。茎主瘾疹痒，可作浴汤。一名益母，一名益明，一名大札，一名贞蔚。生海滨**池泽，五月采。

茺蔚喜生近水湿处，春初生苗如嫩蒿，入夏长三四尺，茎方如黄麻，茎叶如艾而背青，一梗三叶，叶有尖歧，寸许一节，节节生穗，丛簇抱茎，四、五月间穗内开小花，红紫色亦有微白色者，每萼内有细子四粒，粒大如同蒿子，有三棱，褐色。其草生时有臭气，夏至后即枯，其根白也。《纲目》。

火是气之灵，水是气之粹，气和则火丽于水为精明，气乖则水拂于火为水气，水气盛而精明衰，益精明正以除水气，除水气即以益精明。茺蔚子得水之余也，而能会神聚精于火也。子是气之精，茎是气之道，气盛则血顺而流行，气衰则血违而留滞，留滞于节而瘾疹痒，去瘾疹正以行气血，行气血即以除瘾疹。茺蔚之茎得木之条达，而偏开花结实于节也。盖尝读《易》而玩夫节焉，节者，阴阳适均之分限，而在下者整，在上者微，此其取象也。节者，阳上出以化阴，而下者犹粗，上者愈精，此其义旨也。乃茺蔚者，开花结实，不上不下，适当其节，是子为遇阴阳之相值以翕其和，茎为就阴阳之相续以致其通。彼阴阳欲相续而不通，为瘾疹作痒；阴阳既相值而不和，为水泛目暗，得此何能不和且通耶！虽然，世之视茺蔚也，美厥名曰益母，任以职曰行瘀。行瘀是已血行，不止者又复资之，妇孺咸知，村野广用，而实堪取效，乃《本经》绝无一言道及，岂古人之智不若今耶？曷不究夫《别录》乎？试观盛夏蕴隆，日近如炙，土焦如渴，而水反盛涨，在人则津液消耗而百脉反愤盈，是何故哉？以诸阴尽为阳所劫持也。不然，血既逆矣，乌得更为大热，而心烦、头痛，绝似外感之所为耶！妇人当胎产时，血亦已伤矣，而种种患害，复皆本于血。血既为逆，则一身所聚之水气及津液涕唾便溺，何者不可从血以为患。益母者不及盛暑，已告收成，明明不与浮阳为伍，且当夏气初动，随即处处会精聚神于阴阳交届之节，是益母行瘀，非行瘀也，取其未及盛满，先留余地也；益母止血，非止血也，取其不劫持阴气，尽化为血也。由是言之，则茎叶所主，仍是其子除水之功，特通畅条达，令其行所当行，止所当止，奏效更长耳。

车前子

味甘、咸，寒，无毒。主气癃，止痛，利水道小便，除湿痹，男子伤中，女子淋沥，不欲食，养肺，强阴，益精，令人有子，明目，疗赤痛。久服轻身耐老。叶及根味甘寒，主金疮、止血、衄鼻、瘀血、血瘕、下血、小便赤、止烦，下气、除小虫。一名当道，一名芣苢，一名虾蟆衣，一名牛遗，一名胜留。生正定平泽丘陵坂道中，五月五日采，阴干。

车前子春初生苗，叶布地如匙面，中抽数茎，作长穗如鼠尾，花甚细密，色青微赤，五月结实如葶苈，赤黑色。《纲目》。

或问车前之子治气，根叶治血，同一本也，而二其德，且显然有彼此之殊，其故安在？夫车前疏利水道之物也，气水相阻而结涩，血水相随而流荡，得此则行者行，顺者顺，恰似治气治血，若究其实，子亦何尝治气，根亦何尝治血。善夫徐洄溪之言，曰凡多子之物皆应属肾。肾者，人之子宫也。车前多子，自当隶肾，特质滑气薄，则不能补而为输泄，人身赖肾以输泄者，非水道而何？且叶又先茎而生，茎又先叶而槁，然叶终不如茎之高，茎终不如叶之广，一则透空而出，一则贴地而生，正似气呼吸于中，血盘旋于外，气易成易伤，血难长难竭也。又其物不生于耕拨空松之土，亦不生于筑治坚实之土，独于道旁，人畜所践而不常践处则出，根虽不长入土，甚固。欲拔其茎，一撮即起，欲拔其根，必全引其叶，用力拔之，方得离土。苟一叶不在引中，则余叶皆脱，根仍在土兀然不动。而根色白，叶深青，茎青白，子黑，不又似生于金土胶固之中，适被四月正阳火化，乃各分道扬镳，归于色青色黑之肝肾耶！是可知其功能所由在虚处之土与火，其作用境界在实处之肝与肾，而上则发始于胸膈，下则直竟于前阴矣。虽然，《千金》《外台》子多入于补剂，叶仅恃之疏泄，何也？夫其味甘固近于补，气寒则终归于泄，两者本无异，特水流气顺则下益于精，血荡水随，系上酿有火，故子之治非特气癃而痛，水道不利而溺涩，因湿而痹者可除，即目赤痛而不明者亦可已。盖水与气相阻则火生，火在水中，于是一身宜得水之益者，反遭火之累。气顺水流斯火清，火清斯还受益而不受累，故充类之极功，曰"养肺、强阴、益精"也。根叶之治，非特血行之金疮、衄鼻可除，即血停之瘀血、血瘕、下血亦可已。盖惟血之流荡忘反[1]，必缘火迫，火既迫血，血无以继，则水随之，于是水亦竭而小

---

① 反：通"返"。《战国策·燕策》："今日往而不反者，竖子也！"

便为之赤。能去血中之火，正以其能去水中之火，故充类之极曰"止烦下气"也。反而观之则水道不利证，任是"溺涩、气瘙、湿痹、目赤"，凡不痛者，则非车前子可治，其"金疮、血不止、衄鼻、瘀血、血瘕、下血"，凡小便不赤、不烦、不气逆者，皆不得用车前根叶矣。

木 香

味辛，温，无毒。主邪气，辟毒疫、温鬼，强志，主淋露， 疗气劣、肌中偏寒，主气不足，消毒，杀鬼精物，温疟，蛊毒，行药之精。**久服不梦寤魇寐、轻身、致神仙。一名蜜香。生永昌山谷。**

木香形如枯骨，味苦粘牙者良。《图经》。强志之义，具见远志。木香气温味辛苦，其气芳郁，宜乎性刚而散发者，岂亦能凝神于精，摄阳于阴耶？夫灯烛之譬，在于远志原喻以芯，剔黳沁膏，厥功懋矣，然膏中有故，独不能使灯不明乎？即膏中有故，系滓厚而沉浊者，犹非木香能为力也。灯既张矣，飞蛾青虫集焉，渍于膏而难出，将死未死，宛转蠕动，膏荡摇，灯亦为之不明，非刚者挑而去之不可，此木香所为强志也。夫木香之首功为主邪气，则明非膏中所自有矣。曰毒曰鬼，皆阴也，必丽于阴。然毒而曰疫，鬼而曰温，不犹么么之类，虽属夜出，然能飞扬者乎？是木香之治，治阴厉之气，反受质于阳。善飞扬而着人身之阴者，则导而出之于阳，以成其神，不摇于精，阳自摄于阳而不耗夫阴之功。能入于阴，以其似枯骨也；能去阴中之客阳为累，以其气温味辛也；能不耗降，以其质粘牙也。故夫淋露者，火在水中，致水流涩；梦寤魇寐者，神归阴分，为热所扰，皆阴中不靖，栖阳不稳之病，与远志之使阳归阴，而阳不受翳累者，原大相径庭。至于《别录》所增治疗，若主气不足，致毒鬼温邪之伏于阴；气劣不行，致阳之不得遍于外，皆注《本经》而推广之词，独"行药之精"一语，他味不常有。夫药物行阳行阴者多矣，若阴中行阳，阳中行阴者则较寡，而此非特于阴中行阳，且能于阴中行阴，药之精微使合于阳而成化育，则亦以其味辛在苦中，而其质粘牙而不粘舌，比之龙骨粘舌而不粘牙者为不侔，以彼之摄火于土，则知此为摄火于水，仍能使交于火矣。

远　志

味苦，温，无毒。主咳逆、伤中，补不足，除邪气，利九窍，益智慧、耳目，聪明不忘，强志，倍力，利丈夫，定心气，止惊悸，益精，去心下膈气、皮肤中热、面目黄。**久服轻身、不老、好颜色、延年。叶名小草**，主益精，补阴气，止虚损、梦泄。**一名棘菀，一名葽①尧，一名细草。**生泰山及冤句川谷，四月采根叶，阴干。得茯苓、冬葵子、龙骨良，杀天雄、乌头、附子毒，畏珍珠、藜芦、蜚蠊、齐蛤。

远志有大叶小叶二种，大叶者似大青而小，小叶者似麻黄而青，亦似毕豆叶，三月开花，亦有红白二色。红者属大叶也，根长及一尺，色黄黑，去心用。参《图经》《纲目》。

或问刘潜江于远志，自诩"阴中醒本作发阳，阳中宅阴"两语为中肯，不知当否？予谓譬之灯膏，盈而火暗者，必挑其芯，此阴中醒阳之意也。譬之烛，必芯具而膏始得附，必火燃而膏始得融，此阳中宅阴之意也。两语者诚为扼要，且人之智慧、

---

① 葽（yāo 腰）：《说文解字》："葽，草也。"

聪明、记忆、志力、运动，皆火；其精血、津液、涕唾、泗洟①、便溺，皆膏。火以化膏为用，膏以资火为用。而火之余烬不可使留，以翳夫火，故随其所翳，挑而剪之。远志者，苗短根长，苗名小草，根长尺余。根之长有以见其入膏之深，苗之短有以见其剪翳之净，此益智慧、耳目聪明、不忘、强志、倍力之说也。阳之所在即阴之所随，阴之所资即阳之所运。两者必胶黏融液，并无乖隔，斯得运动灵，开阖利。苟有纤尘干于其间，即机关窒强矣。远志者，根似牛膝，叶似麻黄，惟其入阴者深，出阳者浅，外出之力为入下之性所掣，是以不能如麻黄之大发其阳，随窍皆透，而仅能去九窍之翳累，此除邪气、利九窍之说也。震动于上，能使阳离于阴；泄澼于下，能使阴离于阳。离之甚者，上伤及下，下伤及上；离之浅者，则仅伤中。若上久震动，在中津液遂漓，而有阴不摄阳之兆，惟使阳能入阴，阴从阳化，乃得两气复相联聚。远志者，从上下下，最为有力，犹不能及泉，从下上上，终不能及其根之分寸，故仅能使由上病而伤中者复，此咳逆、伤中、补不足之说也。三项之中，最精微者置之极后，极笼统者反着最前，何也？是盖顺病之高下以为言，且以明远志之用虽广，而其实在由阳病以累及阴，其于由阴病而累及阳者，犹隔膜也。至若《别录》所著，皆《本经》注脚，曰"去心膈气、皮肤中热、面目黄"，即所谓"咳逆、伤中、补不足"也，曰"定心气，止惊悸"，即所谓"益智慧、耳目聪明、不忘、强志"也。

古今注本草家类以远志，《本经》有不忘强志之文，《别录》有益精之文，遂互相牵合，谓惟能益精，故有不忘强志之

---

① 泗洟（sìtì 四替）：鼻涕。

效。不知味苦气温性燥之物，岂是益精之品？必也精本不亏，而运精之神有翳累，故拨去其翳累而神自清，神清而精自融液，谓为益精可也。《本神篇》曰"肾藏精，精舍志"，又曰"肾盛怒而不止则伤志，志伤则喜忘其前言"。明明因暴怒引火上浮，致神离于精耳，精亦何从骤亏？惟引其火使归于精，精与神相合而自复，又何必益精。《千金·杂补门》治阴痿精薄而冷方，后注"欲多房室，倍蛇床；欲坚，倍远志；欲大，倍鹿茸；欲多精，倍钟乳"。亦可见用远志者为坚志意，非益其精之谓也。远志何以能坚其志？盖房室之事源发于心，心有所忆谓之意，意之所存谓之志。其志不回，则其火不散而阴不泄，此即与不忘、强志、倍力之经文一贯矣。于此见善忘即志不坚，志之不坚即神之注于精不纯，一其取义仍在远志之苗短根长，自上下下，苦温以醒发其火耳，益精云乎哉！

龙 胆

味苦，寒、大寒，无毒。主骨间寒热，惊痫，邪气，续绝伤，定五脏，杀蛊毒，除胃中伏热、时气温热，热泄下利，去肠中小虫，益肝胆气，止惊惕。久服益智不忘、轻身、耐老。一名陵游。生齐朐山谷及冤句，二月、八月、十二月采根，阴干。贯众为之使，恶防葵、地黄。

龙胆宿根黄白色，下抽根十余本，大类牛膝，直上生苗，高尺余，四月生叶似柳叶而细，亦如嫩蒜，茎如小竹枝，七月开花如牵牛花，作铃铎形，青碧色，冬后结子，苗便枯。《图经》。

龙胆至苦极寒，论其性体，定能逢热则清，遇火则折，宜乎降泄无余，堪与大黄斗技争捷矣。乃其功效不曰荡涤，不曰推逐，而曰“主骨间寒热，惊痫，邪气，续绝伤，安五脏”，一若自内达外者何？夫无平不陂，无往不复，惟其苦寒屈至极，斯不泄不降已寓其间。盖苦本主发，龙胆苦之至而兼涩，涩者至苦之中有至酸也。酸禀春之发育，苦禀夏之畅达，乃相联属焉，则其寒非极泄而为极入矣。味阴而气阳，阳唱则阴随，故味之畅发不能违气之深入。然进锐者退必速，气寒既引味苦以深入，而寒力先退苦力方优，能不谓其功为畅发极内之火邪耶！极内者何？在躯体为骨，在五志为神。则龙胆之用，在躯体为除骨间寒热，在五脏为除惊痫邪气，又何疑焉。极内所藏自极精微，其行止动作皆暗相输灌，默相交会，而有邪气干于其间，则有形者为断绝，无形者为不安，曰“续绝伤，安五脏者”，即“骨间寒热，除惊痫，邪气散”之效验也。虽然深中有浅，浅中亦有深，皮毛血脉固不得为深矣。在躯体之内，岂无舍五脏间神志外，亦有深焉者乎？《别录》缘其如此，故又补出“驱六腑间邪热”一层。六腑中气之极深者，第一则胆中清净之气，其次则肠胃三焦中水谷运行之气。热邪干胆中清净之气，则为热泄下利；干肠胃三焦中水谷运行之气，则为胃中伏热，肠中小虫。热泄下利之上，又冠以时气温热者，明下利非由时气温热，其故则在水谷不得为热泄也。龙胆之功，由浅及深，在浅则去着物之热，在深则除不着物之热。《阴阳应象大论》曰“阳化气，阴成形”，此天地之规模，以生人生物者也。惟此能于阳分和化气之枢，于阴分去成形之累。犹不可谓钟生气于病中，化病气为生气耶！《本经》列之上品，治非无由，而后人视为苦寒峻利，殊失厥旨。故其续增主治如“黄疸，狂烦，疥疮，痈肿，喉痛”等证，尽是有形间病，然能于水中求火之所在，则亦不能不服其苦思深得也。

石 斛

味甘，平，无毒。主伤中，除痹，下气，补五脏虚劳羸瘦，强阴，益精，补内绝不足，平胃气，长肌肉，逐皮肤邪热、痱气，脚膝疼冷痹弱。久服厚肠胃、轻身、延年、定志、除惊。一名林兰，一名禁生，一名杜兰，一名石遂。

生六安山谷水傍石上，七月、八月采茎，阴干。陆英为之使，恶凝水石、巴豆，畏僵蚕、雷丸。

石斛丛生石上，其根斜结甚繁，干则白软，五月生茎似小竹节，节间出碎叶，生皆青色，干则黄，七月开花红色，十月结实，节上自生根须，人亦折下，以沙石栽之，或以物盛挂屋下，频浇以水，经年不死。参《图经》《纲目》。

凡水土媾乃生木。草，木类也。未有草藉水石而生，不资纤土者，有之，则石斛是。凡水石相渍，纵千百年，水不烂石，石不耗水，惟既生斛，则若石挹水以灌斛，斛因石以引水。石属金，内应乎肺，水则内应乎肾。是石斛者，引肾阴以供肺，通调下降者也。斛以五月生，其时则阴姤于下而势浸长，阳拔队而浮于土。以十月实，其时则阳复于下而力颇厚，阴连引而际于天。是其功用究竟为助肺降而泄阳使下，引肾升而交阴于天。夫阴沉于下而不动，阳痹于中而不散，气结于上而不降，其中之伤为何如？但使阴济于上，相和而下交，阳归于下，成化而上济，斯可谓主伤中、除痹、下气否耶！脾肺肾既受益，则心与肝自不能不受益，五脏皆受益，斯虚劳羸瘦何能不复，而其归着则尽由于强阴。盖斛固得金水之专精，而茎生青干黄花红，原具五脏之全也。"益精，补内绝不足，除脚膝冷疼痹弱"，此其故皆在肺肾不连；"平胃气，长肌肉，逐皮肤邪热，痹气，定志，除惊"，此其故皆在热气中痹。得《别录》一证，《本经》益明，而用者遂有可遵循，此古人用意深处所宜细绎者也。要之，石斛自是补剂。然其调处阴阳，交联上下，有扶危定倾之概，遂不得但目为补剂。故施之于外感，凡火痹于中，气结于上，阴伏于下者，尤见收功莫测，以意消息而用之也可。

巴戟天

味辛、甘，微温，无毒。主大风邪气，阴痿不起，强筋骨，安五脏，补中，增志，益气，疗头面游风、小腹及阴中相引痛，下气，补五劳，益精，利男子。**生巴郡及下邳山谷**，二月、八月采根，阴干。覆盆子为之使，恶朝生、雷丸、丹参。

巴戟天生山林者，叶似茗，生内地者，叶似麦门冬而厚大，至秋结实，经冬不枯，根如连珠，宿根青，新根白紫，用之皆同，以连珠多肉厚者为胜。《唐本》，参《图经》。

夫风邪之于人，其始能令人毫毛毕直，其继能令人多汗恶风已耳。阴痿不起，岂大风邪气所能致耶！不知阴痿不起非外中之风，犹口燥舌干非外受之燥也。然内涸之燥，有口燥舌干可凭；阴痿不起，非风所能致，何以知其由大风邪气，此则有说焉。三百六十五日，分为七十二候，凡羽毛、鳞介、草木，生壮老死于其间者何限，而独着为生杀之表率者。在立春第一候，曰东风解冻；在立秋第一候，曰凉风至，是风为生杀统领。物当生壮，设遇凉风必遭抑遏；物垂老死，设遇东风亦缓憔悴。惟物有届时难挽之期，故风无久违气候之异。此夏令风从西北，冬令风自东南胥有之，特终未见积月累旬不能休止也。人自生至死，原不得常以阴痿不起为病，适当二八已后，八八已前，不因精血之亏，不缘元气之损，而肢体疲罢，筋骨懈弛，志气虺颓，观其状似蒲柳之易衰，究其归实枢机之完密。岂不似物当生壮，忽值凉飙，惟旋转其风，则以厉阶为荣资。譬之行舟，适才石尤打头，极费纤挽，忽而扬帆鼓枻，不由人力。是巴戟天之主"阴痿不起，强筋骨，安五脏，补中，增志，益气"，不必谓之治风，直谓之转风可也。虽然，巴戟天能转萧索为温茂，其故安在？盖惟其色紫。紫者，阳入阴中，阴随阳唱之验也。而紫中间白，白则符于萧索，然间岁则变青，青非鼓动阳风之色乎？紫之多不能泯白，白之少非特不化于紫，且能转而为青，是萧索实温茂之所由，温茂乃萧索之所发，有紫色为根柢，而此则发其机耳。钟阳气于阴中，而阴赖以化；布阳气于一身，而阴随以生。此小腹阴中相引作痛，及头面游风所以并能疗也。设使火原偏旺，水原偏衰，纵有阴痿不起，少腹引痛，虽昧者亦不恃此为救援矣。

赤　箭

味辛，温。主杀鬼、精物、蛊毒、恶气，消痈肿，下支满、疝，下血。久服益气力、长阴、肥健、轻身、增年。一名离母，一名鬼督邮。生陈仓川谷、雍州及泰山少室，二月、四月、八月采根，暴干。

赤箭春生苗，初出如芍药，独抽一茎，挺然直上，高三四尺，茎中空，色正赤，贴茎杪之半，微有尖小红叶，四月梢头成穗作花，灰白色，宛如箭簳且有羽。有风不动，无风自摇，结实如楝子，核有六棱，中仁如面，至秋不落，却透空入茎中，还筒而下，下潜生土内，根如芋，去根三五寸，有游子十二枚，环列如卫，皆有细根白须，虽相须而实不相连，但以气相属耳。根大者重半斤，或五六两，皮色黄白，即天麻也。赤箭是其苗。

《乘雅》。

或曰阳极变阴，发转为敛，天麻之茎实有焉，宜乎能出阳入阴，为功甚巨。今观《本经》《别录》所著，一若殊狭，何哉？曰：循环之数，天地仅足自主，不能制物也。火燃而难离，水流而莫返，能使不净尽无余，其用已不小。何况水火之相遭，火金之相铄，余烬遗镠①，珍藏什袭，不令同腐败者均为弃物，其功讵不大哉！肌肉以火而丰，阴以火而强，力以火而大，气以火而盛，然皆具往而不返之机，其取义犹赤茎之直上，支节不生。而孰知竟其所至，转阳为阴，遂生六棱之实，且不堕他所，仍入茎中而归根复命，是其往而能返，谓之益气力、长阴、肥健，不亦可乎！然则有游子十二，围环其根，又何义？夫以环于中而言，则脾胃也；以十二而言，则脏腑之数也，经脉之数也。脏腑经脉以气血而环周一身，气之所归，气海也；血之所归，血海也。气旋绕于上，则支满；旋绕于下，则为疝；气血离而旋绕他所，则下血；气血并而旋绕他所，则痈肿，皆瘦削阴痿无力少气之根。得归其所当归，不旋绕其不当旋绕，则不特益气力、长阴、肥健，且消痈肿、支满、疝、下血焉？是《本经》述其正面，《别录》抉其底蕴矣。主蛊毒、恶气者，俾正气不助为虐，是取其功用；杀鬼、精物者，彤矢为阴类所畏，是取其形象也。

刘潜江云：天麻在方书云疗风，惟罗氏谓其治风，《大明》谓其助阳气。两说不相谋，果孰是耶！夫人身惟阴阳合和以为气，而风木由阴以达阳，故阴虚则风实，阳虚则风虚，助阳气者，正所以补风虚也。是故虚风为病，有缘于清阳不升，浊阴

---

① 镠（liú 流）：纯美的黄金。

不降，致肝木生发之气不得畅而生者；有因脾胃有病，致土败木侮而生者。天麻为物，根则抽苗直上，有自内达外之理；苗则结子下归，有自表入里之象。即其有风不动，无风自摇，乃畅其风之郁，而不使滥，静镇其风之变，而不使群动。畅风郁，乃自内达外之功；镇风变，乃自表入里之效。就其一往一来而已，能使静作动，返动为静，是其功用断在根而不在苗。风为六气之首，人身元气，通天之本也。元气出于地，风化即与之并育并行，故其治小儿惊气风痫《开宝》，眩晕头痛元素，皆风虚之不能达于阳也，可谓自内达外，然亦不外乎自表入里之体；其治诸风湿痹《开宝》，冷气瘫痪瘫缓不随甄权，可谓自表入里，然即具有自内达外之用。是则天麻之用，殆亦侈乎！所云木乘土虚，是木居其实矣，何以亦曰风虚？盖胃者，五脏六腑之本。食气入胃，首即散精于肝中，土虚则风木之化源伤，可不谓风虚乎？就风气之能达，是为宣阴；挽风气之能回，是为和阳。和阳则所谓自表入里者也，宣阴则所谓自内达外者也。

卷　柏

味辛、甘，温、平、微寒，无毒。主五脏邪气，女子阴中寒热痛，癥瘕，血闭，绝子，止咳逆，治脱肛，散淋结，头中风眩，痿躄，强阴，益精。**久服轻身、和颜色、令人好容颜。一名万岁**，一名豹足，一名求股，一名交时。**生常山山谷石间**，五月、七月采，阴干。

卷柏宿根紫色多须，春生苗似柏叶而细碎，拳挛如鸡足，青黄色，高三五寸，无花子，多生石上，去下近石有沙土处用之。《图经》。

味辛气温之物，性秉于阳，计其状当魁梧奇伟，而胡为其孪拳曲踞也。孪拳曲踞之物，即使治孪拳曲踞之病，且何故哉？说者谓：春分之时，阴方离于阳，是物以发，故能使阴与阳交合，而主至阴之地为邪所薄者。予谓不然。友人陆君子全，幼时蓄此为戏，具言其干时黄萎拳曲，绝无可爱，但渍之水中，则挺发森秀之概，扶摇动荡之致，蒨翠苍碧之色，片晌间炫目惊人，及去水令干，黄萎拳曲犹故，屡渍屡干，不为败坏，且徐氏《药对》谓其生于立冬，为桑螵蛸、阳起石使，是其能于至阴中熨贴以醒阳；于至阳中委曲以和阴。试观《本经》《别录》所主，何莫非阴中之阳不达，阳中之阴不顺耶！则是物为体阳而就阴，用阴以起阳，无疑矣。

蓝　实

味苦，寒，无毒。主解诸毒，杀蛊蚑疰鬼螫毒。久服头不白、轻身。其叶汁杀百药毒，解狼毒、射罔毒。其茎叶可以染青。**生河内平泽。**

蓝种颇多，然不离乎生甚晚而长最速，以夏茂而饶汁。卢子繇谓：肝主色，自入为青，青出于蓝而深于蓝，则以色用为入肝矣。其多汁而气寒，则为及肾；味苦而性通彻，则为及心。刘潜江谓：其取精于水，长养于火，以达其木之用，木用达则水火合和之气毕达举，五脏之郁为火者，皆由此而达。正气流行，邪气涣释，故曰解毒。毒固热入人身，而胁人正气为附从者，正气不为所胁而自行所当行，毒又焉能为患，有不解散者哉。予谓如此疏蓝，亦既明彻矣。第其所以内理痰火，外疗盛热者，谓何？夫木盛遇热则津生，天地之轨则也。人身则有壮热而阴反耗，阴耗而热益猖者，投以寒凉，正患其拒而相搏，改与滋养，又恐其壅而不化，惟此津随热极而生，热以津济而解者，岂不适相当耶！此其疗盛热也。至如痰火，则上之阳不入阴而与之化，反灼阴而使之消，若增阴则徒能随阴以消，暂延一时之涸竭，若散火则并阴使尽，且不与阴济之火，又焉能化而得散，此其充热以津，化津入热，为至理所注矣。然急难稍延者，用蓝汁；缓能及济者，用蓝实；微而未猖者，用青黛，各择其宜焉可矣。

络　石

味苦，温、微寒，无毒。主风热，死肌，痈伤，口干，舌焦，痈肿不消，喉舌肿不通，水浆不下，大惊入腹，除邪气，养肾。主腰髋痛，坚筋骨，利关节。久服轻身、明目、润泽、好颜色、不老、延年、通神。一名石鲮，一名石磋，一名略石，一名明石，一名领石，一名悬石。生泰山川谷，或石山之阴，或高山岩石上，或生人间，正月采。杜仲、牡丹为之使，恶铁落，畏贝母、菖蒲。

络石生阴湿处，冬夏常青，其蔓折之有白汁，叶圆如橘，正青色。其茎蔓延，茎节着处即生根须包络石上，花白子黑。参《唐本》《图经》。

石者，土欲化金而未成也，于脏气为贴紧相承之脾肺；络石者，木水土相参之化也，于脏气为间于脾肾之肝。肝主疏泄畅达者也，乃络石疏泄畅达独于贴紧相承之脾肺，依附甚固，则凡脾肺所主肌肉皮毛间倘有邪气附着，生气不荣，吸摄津液以资启溉，致津液干涸，仍无济于生气者，得此疏泄畅达焉，不特枯竭转而荣茂，且干涸转而润泽矣。何则？以脾肺本主津液相输灌也。惟然，则于"死肌、痈伤、口干、舌焦、痈肿不消、喉舌肿、水浆不下"固有会矣。特谓其主于风热，何也？

夫不因风热，则"死肌、痈伤、口干舌焦、痈肿不消、喉舌肿、水浆不下"又何自而来？但其味苦温，苦温非治风热者，兹则所宜阐明者矣。盖诸证者，火结非假，津涸非真，乃阳劫阴以自资，阴被劫而不得化，故惟阳能入之，阴则不能入也。设使用寒，必被阳格，用热又属耗阴，惟苦以发之，温以散之，相比成功。仍是冬夏不彫，寒暑皆荣之物，生乎阴而长于阳，络于阴而伸夫阳者，《至真要大论》所谓"微者逆之，甚者从之"是矣。虽然，《别录》所系"大惊入腹，除邪气"，则气乱而邪从以入也，其所谓"养肾，主腰髋痛，坚筋骨，利关节"，不与他主治大相径庭耶？盖人气升降如环无端，第下者必化于肾而后能升，上者必化于肺而后能降。络石之于肺，虽邪阻气挠，颠连如石，亦能化而通之，行而降之。若是假使在上已无病，而下之机关犹未转，则尽利其上，其在下者能常自窒乎？矧络石原生于阴湿处，则其机关本自下而上，其奏功则自上而下耳。径庭云乎哉？

蒺藜子

　　味苦、辛，温、微寒，无毒。**主恶血，破癥结积聚，喉痹，乳难，**身体风痒，头痛，咳逆伤肺，肺痿，止烦，下气，小儿头疮、痈肿、阴溃，可作摩粉。其叶主风痒，可煮以浴。**久服长肌肉、明目、轻身。**一名旁通，一名屈人，一名止行，一名豺羽，一名升推，一名即藜，一名茨。生冯翊**平泽或道傍，七月、八月采实，暴干。乌头为之使。

　　蒺藜叶如初生皂角叶，齐整可爱，刺蒺藜状如菠棱子及细菱，三角四刺，实有仁。白蒺藜结荚长寸许，内子大如芝麻，状如羊肾而带绿色。《纲目》。

蒺藜子锋颖四出，坚锐铦①利，谓非象金不可；而其味苦其气温，则又皆属乎火，是之谓金与火遇，火在金中。夫金与火之接也，始则相守，继则就镕，终则交流。相守，则金之芜杂难消者消；就镕，则金之凝重不动者动；交流，则火之炎上不下者下。凝重者动，谓之形随性化；炎上者下，谓之性随形化。其在人身，性本于气，形充于血，两者不咸，则有性与形违，而为积聚、喉痹者；有形与性违，而为恶血、癥结、乳难者。得此交相化而适相成之物，又乌能不已耶？而《别录》又恐后人误会《本经》用蒺藜泛治腹中恶血、癥结、积聚也，故其命意措辞，若谓就金言金，在上治上焉者。夫曰身体风痒，则疾必不在分肉筋骨而在肌肤、皮毛，固肺之合也。又况"头痛、咳逆伤肺、肺痿"皆火守于金之病，火与金本相仇，因相仇而致病，则以相守而生长之物，化病气为生气，犹不可谓极允帖之治乎！而后人识透此关，莫妙于《大明》。以此益精，疗水脏冷、小便多，止遗沥、泄精、溺血。夫火金相仇为病于上，但得其就镕下流，则并化为水，且非冷水而为暖水，又何水脏精溺二道之不受益也。夫然，故沙苑蒺藜之刺在茎而不在实，实形正似肾者，则金火之交镕向下，并在茎中，而实遂大擅益下之功于精溺二道，更着良猷矣。

肉苁蓉

味甘、酸、咸，微温，无毒。主五劳七伤，补中，除茎中寒热痛，养五脏，强阴，益精气，多子，妇人癥瘕，除膀胱邪气、腰痛、止痢。久服轻身。生河西山谷及代郡、雁门，五月

---

① 铦（xiān 先）：锋利。

五日采，阴干。

肉苁蓉二月丛生大木间及土堑垣中，生时似肉，皮如松子，有鳞甲，苗下有根，广扁柔润，长尺余，色紫黑，浸挼去黑水。咸、酸味，宛如殷①纸摺叠成卷。参《图经》。

阳翳于阴，其气终伸，阳蛊于阴，其气则挠，何也？翳阳之阴冽而易摧，蛊阳之阴柔而难破也。然蛊于阴而不必于阴，则其性常欲伸，惟伸者自伸，蛊者自蛊，故推其源为阴蛊阳，究其实已阴随阳矣，于此而有物似焉。其入于人身，能不伸阴中之阳，而挠阳以育阴耶！河西今甘肃最寒冱②，八月已冰，二月未泮③，大木间及土堑垣中又日光所不届，适当其时，在地之阳奋然欲出，上无所引，旁有所挠，于是生苁蓉。质柔而属阳，气温而主降，乃火为水制，故色紫黑而味甘酸咸；阳不遂其升，阴方幸其固，乃不直伸而横溢，故形广扁而皮有鳞甲。须阴干者，炙之以火，恐阴消于阳也；必浸去酸咸味者，欲全阳之用也。夫然，故味酸可去、咸可去，而甘不可去；色紫可去、黑可去，而殷不可去。遂可知其义取于阴蛊，其用惟在阳伸，去其阴之蛊，正以佐其阳之伸。五劳七伤者，或因用力而劫阳于外，或因用心而耗阴于内，俾阳就阴范，阳供阴使，是为补中，因其衰而彰之之治也。茎中阳盛而阴为所迫，则热且遗；阴盛而阳不相下，则寒且痛，助其阳即以和其阴，而痛自除，因其重而减之之治也。阴阳相浃，精气相抱，斯藏精而不泻之五脏自安，五脏既安而精何能不充，阴何能不强，而施化遂非浪举矣。妇人癥瘕，亦阴不柔而阳遭困者方宜。

---

① 殷：赤黑色。
② 冱（hù 互）：冻结。
③ 泮（pàn 判）：融解。

黄帝问五劳七伤于高阳负，负曰"一曰阴衰，二曰精清，三曰精少，四曰阴消，五曰囊下湿，六曰腰一作胸胁苦痛，七曰膝厥痛冷不欲行，骨蒸，远视泪出，口干，腹中鸣，时有热，小便淋沥，茎中痛或精自出，有病如此，所谓七伤。一曰志劳，二曰思劳，三曰心劳，四曰忧劳，五曰疲劳，此为五劳。"见《千金》石韦丸下。孙真人曰"五劳者，一曰志劳，二曰想劳，三曰忧劳，四曰心劳，五曰疲劳。七伤者，一曰肝伤善梦，二曰心伤善忘，三曰脾伤善饮，四曰肺伤善痿，五曰肾伤善唾，六曰骨伤善饥，七曰脉伤善嗽。凡远思强虑伤人，忧恚悲哀伤人，喜乐过度伤人，忿怒不解伤人，汲汲所愿伤人，戚戚所患伤人，寒暄失节伤人，故曰五劳七伤也。"《千金·肾脏门》补肾论。其述五劳略同，七伤则有异，即孙真人之论亦有两端。苁蓉所主，究以何者为是？夫此固不必深求其合，第别其用力用心可矣，且苁蓉须补中者乃可用，设中气自旺而不必补则非所宜，如善饮善饥等候，何尝不蒸腾有力，运化有权，犹可以味甘性温之物与之乎！与之是使渴者益渴，饥者益饥也。然则宜补中者果安在？夫苁蓉之生精固优，故能挠夫气，气固旺，故不致汩于精。五劳七伤名目虽多，约其归不越伤气、伤精二种。伤气者，如烛之燃，芯尽而膏亦竭也；伤精者，如舟之行，水涸而棹难鼓也。是故或精枯于下而火浮于上，或火炽于上而引精自资。中央者，须火下蓄，其气乃生，生乃固。火既违顺，容纳自拙，得此以气致精，藉精行气之苁蓉，使火回精聚，则在中之生气又何能不受益耶！就使善饮善饥，亦难保无精竭火离，仍须补中者。是故谓补中于五劳七伤，仅得治法之一节则可，谓苁蓉于补中犹有所隔阂则不可；谓苁蓉之补中仅得施于五劳七伤则可，谓凡补中者皆得用苁蓉则不可。以《本经》固云主五劳七伤补中，不云补中主五劳七伤也。

　　苁蓉之用，以阴涵阳则阳不僭，以阳聚阴则阴不离，是其旨一近乎滑润，一近乎固摄。《别录》所谓止利者，为取其滑润耶，抑取其固摄耶？夫《别录》固不但云止利，而云除膀胱邪气、腰痛、止利，是亦可识其故矣。诚分而言之，则利有泄泻、肠澼；腰痛有气血痹阻；膀胱邪气有淋浊、蓄血，为寒为湿为热，均无不可，若遽与苁蓉是使阳锢而终难伸，阴敝而终难化，可治之疾不反致难治欤！惟合而言之，则因其气之本相连属，欲就阴而阴不容，遂转隶于阳而还攻夫阴，阴复不受，则或乘势累坠下迫，或痛甚不止，故曰除膀胱邪气、腰痛、止利，不曰除膀胱邪气、腰痛、下利也。此痛不常有，惟久病久利始见之，《千金方》冷利增损健脾丸，治丈夫虚劳，五脏六腑伤败受冷，初作滞下，久则变五色，赤黑如烂肠，极腥秽者，中用苁蓉可证矣。其不利者，亦必腰痛而小便有故，方与之宜。

卷二

上品，草十七味，木九味。

续断　大小蓟根　大蓟

续　断

味苦、辛，微温，无毒。主伤寒，补不足，金疮，痈伤，折跌，续筋骨，妇人乳难，崩中，漏血，金疮血内漏，止痛，生肌肉，及踠伤，恶血，腰痛，关节缓急。**久服益气力。一名龙豆，一名属折，**一名接骨，一名南草，一名槐。**生常山山谷，**七月、八月采阴干。地黄为之使，恶雷丸。

大小蓟根，味甘温，主养精保血，大蓟主女子赤白沃，安胎止吐血衄鼻，令人肥健，五月采。

续断三月以后生苗，干四棱似苎麻，叶两两相对而生，四月开花，红白色似益母花，根如大蓟，黄白色，节节断，皮黄皱。小蓟二月生苗，四月高尺余，多刺，心中出花，头如红蓝花而青紫色。大蓟苗根与此相似，但肥大耳，四月采苗，九月采根，并阴干用。《图经》。

续断与蓟不独其根形相似，并有治血之功，即蓟之训亦可作续，《小戴记》《乐记》"封黄帝之后于蓟"，注"蓟，或作续"。是其物原一类二种，以其根之断不断为别可也。断不断既有别，则其义自已分，故《别录》于续断所主之血曰漏；于大蓟所主之血曰沃。漏者对断而言，是有所伤而漏泄也；沃者对不断而言，是沃于此而渗出也。受伤而漏泄者，器也；受沃而渗出者，土也。欲土之不易渗，必使之厚；欲器之不易伤，必使之坚。甘者固以厚土，而苦原善坚里也，则二物之同工，二物之异调，既可举其概矣。况断者折之不能断，以其筋膜坚韧也；不断者，折之反易断，以其肌肉丰腴也，故续断之功能，曰续筋骨；大蓟之功能，曰令人肥健，是犹不可识其体用之全乎！两物之根皆黄白，两物之花俱带红，是脾输精以归肺，肺奉津以从心，心受之而化为血。血者，周流无滞之物，挟苦则主降，挟甘则主缓，降则其功止能及下，缓则上下皆得受益。故续断主治并系下焦，大蓟主治并该吐衄，此其同中之异也。胎以奉养丰泽而安，乳以血脉疏通而易，移其疏通使及乎他，则机关可利，恶血可行，断伤能续，腰痛能止；移其丰泽使奉乎他，则血可保，精可养。然恃以疏通者，气；恃以丰泽者，血。血是已化之气，气是未化之血。血者难成，气则易续。两物花时不甚相悬，而两物之生几间二月，则气以疏通而速，血以濡缓而迟，其实原归一本，此其异中之同也。诚如是言，则续断之《本经》《别录》，蓟之大者小者，皆可混而无别乎？夫续断，《本经》但言味苦，原取其坚则相续，故伤寒不足处，邪气乘而横梗焉，续其经脉，依法流行，俾无空隙，而横梗者自不能容。金而生疮，痛而致伤，跌而为折，气有断而血亦有所不继也，立其气血之干，断者自续，不继者自源源而至，然当横梗不续而能入，则必有通之者存，故《别录》更推其味必有辛，辛者通也。而注其因伤而漏者，必由内，惟其由内，故桢干①立而枝节自成，此续断之《别录》原以注《本经》而畅其义，非有所增饰，举其粹以疏之，亦不得为混矣。

---

① 桢干：主干。

大小蓟根

味甘，温。主养精保血。

大　蓟

主女子赤白沃，安胎，止吐血、衄鼻，令人肥健。五月采。

蓟之养精保血，原不独言小者，特大者力雄乎外，小者力聚于内，举其大者而小者自可知，非小者不能止沃与吐衄，大者不能养与保也。是《别录》于大小蓟根之养精保血，原未尝不混，以养精保血属小蓟，则后世之强生分别耳。要而言之，养精者能养之不能充之，保血者能充之且能固之。血充且固自得令人肥，精有所养自足令人健。然筋骨非精莫续，断折非血莫联，既能续筋骨，复堪联断折，岂反不得为精之充，血之固耶！是固元气之受伤有轻重，而物之功能遂有难易也，且充固之力而仅得补罅漏，是其功在内而不见乎外，原无罅漏而更得充且固，是其验遂着于外矣，故续断之力在内而不显，蓟之力在外而得彰，在内者补中有行，在外者行中有补。刘潜江之言本未尝无谓，特以形用之物，自当论其形，不必斤斤然攀附于阴阳，揎改其气味耳。

漏　卢

味苦、咸，寒、大寒，无毒。主皮肤热，恶疮，疽痔，湿痹，下乳汁，止遗溺，热气，疮痒如麻豆，可作浴汤。久服轻身、益气、耳目聪明、不老、延年。一名野兰。生乔山山谷，八月采根，阴干。

漏卢俗名荚蒿，茎叶如白蒿，花黄生荚端，茎长似细麻如节箸许，有四五瓣，七月、八月后皆异黑于众草，蒿之类也。

常用其茎叶及子，未见用根。《唐本》。

漏卢体状大似白蒿，凡以蒿名者不一而足，漏卢既似蒿，何独靳一字称谓不以相假耶？不知诸蒿与漏卢，莫不生以春中，卒以秋杪。惟蒿于夏秋之交，繁盛馥郁，一若助阳明燥金之化，扫太阴湿土之轨者，故于湿热纠纷之候，最所擅长，专以气为用，遂以气为名。漏卢则气不芳烈，但于初生之时，已显阳明之白，于阳明之令，又显太阳之黑，故不以气名而以色称。《礼·祭义》"焄蒿凄怆"，注："蒿，气蒸出貌。"《释名·释地》"土黑曰卢。卢然解散也。"曰漏卢者，固谓其能使湿渗泄而热解散也。夫湿与热比，原未尝必为人患，试想中宫氤氲之气，所以输脾归肺者为何？岂不借以奉生身转气化哉！特偶有所偏，则相遭而不相下，或湿壅热而不行，或热劫湿而就燥，故在肤腠则为风瘙疥痒，在肌肉则为痈疽疮痔，在筋节则为痹痛拘缓，在骨骺则为疼重挛急。此皆诸蒿得为力其间，藉气之蒸出，足以透达其湿，性之耗散，足以消除其热矣。《国语·晋语》"使民蒿然忘其安乐"。注："蒿，耗也。"苟湿壅于内，欲蒸出而不能；热炽于外，欲消耗而莫及。为恶疮疽痔湿痹而皮肤热焉，则蒿遂无所施技，而当导其湿，使就太阳寒水气化，然后耗散之性，能达于皮肤，是蒿令湿热并合而除，卢令湿热分背而散，若目以蒿，讵不枉卢之所以为卢也。然则《本经》谓其下乳汁，《别录》谓其止遗溺，旨适相反，何欤？夫溺以温化而通，乳以清纯而下，遗溺因乎热，乳不下亦因乎热，非有二也。惟其利水由于除热，是以能使不应行者归于应行，而应行者不得。应行而不行，则漏卢者谓为疡证逐湿之剂可也。

营 实

味酸，温、微寒，无毒。主痈疽，恶疮，结肉，跌筋，败

疮，热气，阴蚀不瘳，利关节。久服轻身、益气。根，止泄利，腹痛，五脏客热，除邪逆气、痔癣、诸恶疮、金疮、伤挞，生肉，复肌。**一名墙薇，一名墙麻，一名牛棘，一名牛勒，一名蔷蘼，一名山棘。**生零陵川谷及蜀郡，八月、九月采，阴干。

营实，蔷薇子也。蔷薇野生林堑间，春抽嫩蕻，小儿掐去皮刺食之。既长则成丛似蔓而茎硬多刺，小叶尖薄有细齿，四、五月开花，四出，黄心，有白色粉红二种，结子成簇，生青熟红，其核有白毛如金樱子核，八月采之，根采无时。《纲目》。

凡草木之丛生者，非一根生多茎，则每根各生茎，未有茎多根多而离地之所自汇为一者，则蔷薇是。是其茎之气并于下，根之气并于上，必有交互之理。凡草木生刺于茎者，必刺根深在茎中，茎皮连蒙刺上，纵削去之，茎必有节。未有才剥即刺脱，非特脱去无伤皮之痕，即削去其皮，茎间并无刺根之迹者，亦惟蔷薇是。是其赘于外者，可使离于内；脱于外者，可使不伤其内。交互之理，盖即寓于此矣。其理云何？曰实主归藏，则收功于内；根主发散，则收功于外而已。何以言之？夫痈疽、恶疮、结肉、跌筋、败疮、热气、阴蚀不瘳，病根皆在关节之外，而致关节不利，则是邪从外扰，用能使内者安而外者自脱，非所谓病在外而使收功于内乎！五脏客热邪逆气、痔癣，诸恶疮、金疮、伤挞，病根咸在肌肉之内，而致肌肉久不敛，则是邪从内外达，能使外者敛而内者自和，非所谓病在内而使收功于外乎！不然，则泄利必随腹痛，未有腹痛不瘳，泄利先止者，自当曰"止腹痛泄利"矣。而曰"止泄利腹痛"何哉？营实，方书用者甚罕，蔷薇根皮则《千金》《外台》于口疮为必需之物，亦可见为病发于内而甚于外，外不差则内决无可安之理者，所倚藉矣。

丹 参

味苦，微寒，无毒。主心腹邪气，肠鸣幽幽如走水，寒热积聚，破癥除瘕，止烦满，益气，养血，主心腹痼疾，结气，腰脊强，脚痹，除风邪留热。久服利人。一名郄蝉草，一名赤参，一名木羊乳。生桐柏山川谷及泰山，五月采根，暴干。畏咸水，反藜芦。

丹参二月生苗，高一尺许，茎方有棱，青色，一枝五叶，叶相对如野苏、薄荷，背尖皱且有毛，三月至九月开小花成穗如蛾，紫色，中有细子，根大者如指，皮丹肉紫，长尺余，一苗数根。参《图经》《纲目》。

"肠鸣幽幽如走水，寒热积聚，癥瘕，烦满"，不必尽由心腹邪气，而冠以心腹邪气者，见诸证若不由心腹邪气，则不得用丹参也。心腹邪气不仅为肠鸣幽幽如走水、寒热积聚、癥瘕、烦满，而首揭心腹邪气者，见诸证外若更有他病，纵系乎心腹邪气，亦不得用丹参也。然则《别录》所载诸证，若心腹痼疾、结气、风邪、留热，固与《本经》相应而相发明矣，惟养血及腰脊强、脚痹，岂亦可系于心腹邪气耶？系乎心腹邪气者，尚除肠鸣幽幽如走水、寒热积聚、癥瘕、烦满外，不得用丹参，况不系心腹邪气，乌乎可用？殊不知养血、主腰脊强、脚痹，正所以发明肠鸣幽幽如走水、寒热积聚、癥瘕、烦满，系心腹邪气所为耳。何以言之？夫腹而冠以心，则非胸中、腹中之谓；邪气而揭以心腹，则非表邪、里邪之谓。心者主运量血脉，腹者主容受水谷。血脉者，水谷精微之所由敷布；水谷者，血脉运量之所以资藉。不正之气结于两处，所资既滞，运量遂不灵，而极滑利道远之所，先受其殃，强者强，痹者痹矣。故惟腰脊强、脚痹而不发热、不酸疼，方可以知病在血脉而系乎心，故有烦；惟心烦而不发热、不酸疼，方有以知病在水谷之气滞，而系乎腹，故有满。既烦且满，则气之环周不休者，将尽为之痹，而寻其治遂不得不求之于能养血者矣。丹参之养血在取其色。丹参之色，外丹而内紫，紫者赤黑相兼，水火并形之色也。水火并形而和，原系太和之象，惟其内虽紫而外则丹，丹不能入，紫不能出，则紫为寒热、积聚，丹为致生气于寒热、积聚之象，惟能致生气于寒热、积聚中，故逢春半而苗茎勃发，数根而共一苗，一苗而发多枝，一枝而标五叶，叶必相对，且皱而有文有毛，是其内引肝脾所统所藏之血，一归心之运量，敷布于两两相对之经脉，且外及乎皮毛。尤可贵者，三月开花，九月乃已，他物之发扬底蕴无有过于此者，惟其如是，方有合乎。血既盛而华遂不易衰，则其能使在内之血方与热为水谷之气所搏，激而为声，凝而成块者，无不血复为流动之血，热化为温煦之气，而敷布周浃，岂复有肠鸣幽幽如走水之寒热、积聚与癥瘕、烦满之患哉？曰益气者，正诩其流动温煦之功，否则味苦气寒，安能益气？

茜 根

味苦，寒，无毒。主寒湿风痹，黄疸，补中，止血，内崩下血，膀胱不足，踒跌①，蛊毒。久服益精气、轻身。可以染绛。一名地血，一名茹藘，一名茅蒐，一名茜。生乔山川谷，二月、三月采根，暴干。畏鼠姑。

茜草十二月生苗，蔓延数尺，生草木上，方茎中空有筋，

---

① 踒跌：跌伤。

外有细刺，数寸一节，每节五叶，叶如乌药叶而糙涩，面青背绿，七、八月开花，结实如小椒大，中有细子，根紫赤色。《纲目》。

桂枝附子汤、白术附子汤、甘草附子汤为寒湿风痹补中者也。茵陈五苓散、小建中汤、小半夏汤为黄疸补中者也。奈何茜根亦能为寒湿风痹、黄疸补中？夫惟入必有踪，守必有界，使寒湿风外据，气遂应之而成痹；湿热内蕴，又招外邪而为疸，枢机悉在气化，患害不出筋骨，则欲为之补中，诚无逾于诸方矣。孰知能为痹者，岂但筋骨，凡肤腠、肌肉、血脉皆能致之。即如血脉有壅，营气遂痹而不与卫谐，卫失营欢，捍御弛纵，如是外有寒湿风，则得而乘之，内有湿热，则不得而驱之。此其所谓补中，固宜有异于气化为之者，而必以茜根之色赤茎空者，为行其壅而通血脉矣。虽然，此其功在行壅，则谓能通血者有之，而《别录》偏以之止血，主内崩下血，何耶？夫脉络结涩，则血不四周，血不能四周，则不为内崩下血，且将何往？通其脉络，正以使血不内崩，此最浅近易明者也，特验证之法，主治之所以然，尚宜明晰体究耳。茜以十二月生苗，二月、三月采根，七月、八月开花结实，是取其气方行于茎时也。其根紫赤，其茎缘物中空，不似血之行于脉乎；茎上有刺，不似脉之有络乎；数寸一节，每节五叶，不似脉之有穴有会乎；叶糙涩而不光，不似血之结涩乎。能使血行于脉，且偏使结涩干涸之所自通，停顿会聚之所不滞，是主治之所以然也，若验证之方，则《别录》固已言之矣，曰"蹢跌"是也。盖络脉不泽，则机关必有弛处，行动之时，遂善跌矣。然则膀胱不足，何也？《血气形志篇》曰"太阳常多血少气，夫足太阳膀胱者，州都之官，津液藏焉，气化则能出矣"，是其用重在气也，而其经支别之多、穴会之多，甲于十二经，幸其灌输相通，呼吸相济，犹足以自立，而血且结涩焉，尚能为有余哉。

兰　草

味辛，平，无毒。主利水道，杀蛊毒，辟不祥，除胸中痰癖。久服益气、轻身、不老、通神明。一名水香。生大吴池泽，四月、五月采。

兰喜生阴地幽谷，叶如麦门冬而阔且韧，长及一二尺，四时皆青，花黄绿色，中间瓣上有细紫点，根土黄色，一本数十株，大如箸头，虬曲而夹，形似续断，故名土续断。其花初冬即发，春仲乃开，畏寒恶热，最利和风疏荡，灌水宜令常湿，又不得沮洳。参《本草衍义》。

《素问·奇病论》："帝曰'有病口甘者，病名为何，何以得之？'岐伯曰'此五气之溢，名曰脾瘅。夫五味入口，藏于胃，脾为之行其精气，津液在脾，故令人口甘，此肥美之所发也。此人必数食而多肥。肥者令人内热，甘者令人中满，故其气上溢，转为消渴，治之以兰，除陈气也。'"津液在脾，不输化而上溢，自关水道不利，积久相因。阳盛者，为内热中满；阳虚者，为胸中痰癖，故宜以辛平气味不燥复不滋者，引而利之，除而去之，水道既通，肥甘自化，《本经》《素问》原默相印合无二致也。畜兰家论溉灌之法，曰凡水须用雨水、河水、皮屑水、鱼腥水、鸡毛水、浴汤，尤善积久陈水，上生绿苔者。大忌井水、雪霜，尤忌春雪，一滴着叶，则一叶焦枯。观此则病之受清冽者，与此不相宜矣。其论位置之法，曰不宜太高，高则冲阳，亦不可太低，低则隐风。地不必旷，旷则有日，亦不可太狭，狭则蔽气。观此则着于四畔之病，亦与此不宜矣。
其论趋向之法，曰前宜面南，后宜背北，盖欲通南薰而障北吹
也；右宜近林，左宜近野，欲延东日而避西阳也。观此则病之
偏寒偏热者，又与此不宜矣。惟其独标清化，不厌肥甘，饱饫
肥甘，偏培清化，可谓钟清化于肥甘，引肥甘从清化者，非耶？
此《素问》之旨也。惟其爱趋阳和，乃嫌烈日，最喜疏荡，复
恶寒风，可谓延温煦以化阴，引阴凝使随阳者，非耶？此《本
经》之旨也。蒋汉房曰：他草他花芳者，皆得收藏以为香，独
兰陈则绝无香味，故取其新鲜以化陈腐。有贵者喜兰，蓄百千
本，命僮司之，其僮窃取花瓣露珠，积成盈瓯①，一夕啜之，
觉沁入遍体皆为爽然，而口气清芳者，经时历月，因致多寿。
是其化陈为新之功，固何如乎？李濒湖等毒口诋兰，以为盗窃
兰名，而以孩儿菊为真兰。不知所谓真兰者，其功能果得与
《素问》《本经》切合如此否也？

忍 冬

味甘，温，无毒。主寒热身肿。久服轻身、长年、益寿。
十二月采，阴干。

忍冬藤生覆草木上，茎苗紫赤色，宿蔓有薄皮膜之，其嫩
蔓有毛，对节生叶，叶似薜荔②而青，有涩毛，三、四月开花，
长寸许，一蒂两花二瓣，一大一小如半边状，长蕊，花初开者
蕊瓣俱色白，经二三日则变黄色，新旧相参，黄白相映，故呼
金银花，气甚芬芳，花四月采。参《唐本》《纲目》。

---

① 瓯（ōu 欧）：小盆。
② 薜（bì 必）荔：又称木莲、木馒头，攀缘或匍匐灌木，茎、叶、果
供药用。

李濒湖谓忍冬，古人称其治风除胀，而后世不知；后世称其消肿散毒，而昔人未言。乃知古今之理万变不同，不可一辙论也。呜呼！以寒热身肿为疮痈，犹之喻日形以铜盘，喻日光以烛也。以寒热为风，以肿为胀，则扣盘得声，扪籥①得形，而谓为日矣。《金匮要略》曰"诸浮数脉，应当发热，而反洒淅恶寒，若有痛处，当发其痈。师曰诸痈肿欲知有脓无脓，以手掩肿上，热者为有脓，不热者为无脓。"前则言痛而不言肿，后则言肿而不言痛，亦可谓之风痛脓胀乎。是知言痛则肿在其中，言肿则痛在其中，互文见义，无不可者。则寒热身肿非痈脓而何？且古人措意命物，必有精诣，从紫茎以开白花，从白花而转黄色，不似由血脉生肿腐，即肿腐致溃脓耶？人身气血以是而变生为死，即使草木精神以是而变瘁为荣者与之，此所谓钟生气于病中，化病气为生气者也。故其所主，不出于由寒热而身有肿处，由肿而遂痛，由痛而肉腐，由腐而溃脓。善夫！后人之以是治热毒、下利脓血也，亦以血脉遇热而肿痛而腐溃而下脓血，然究其源，亦必始于寒热乃当，则所谓寒热身肿者。古今不易之理，未尝稍变，谓为"万变不同，不可一辙论也"，冤矣。

地肤子

味苦，寒，无毒。主膀胱热，利小便，补中，益精气，去皮肤中热气，散恶疮，疝瘕，强阴。**久服耳目聪明、轻身、耐老，使人润泽。一名地葵**，一名地裂。茎叶捣绞取汁，主赤白利，洗目去热暗、雀盲、涩痛。苗灰主利，亦善。**生荆州平泽**

---

① 籥（yuè月）：古代管乐器，像笛，短管，三孔或六孔。

及田野，八月、十月采实，阴干。

地肤子根独条丛，每根发二三十茎，茎有赤有黄，柔若不胜举，一条之上，复发多枝，叶青而细，七月开黄花，旋即结子。《图经》，参《唐本》。

卢芷园曰地肤子味苦气寒，得太阳寒水气化，盖太阳之气上及九天，下彻九泉，外弥肤腠。故地肤之功，上及头而聪耳明目，下入膀胱而利水去疝，外去皮肤热气而令润泽。刘潜江曰膀胱与肾为表里而属太阳，太阳者，主统阳气护卫一身，所谓卫出下焦，为阴中之阳者也。膀胱有热而小便不利，固病于腑之阳不得宣，然其源莫不成于脏之阴不能济，于《本经》以"补中，益精气"踵于"主膀胱热，利小便"之后，遂确可知在腑之阳和，则在脏之阴清，在脏之阴清，则在腑之阳宣，阴阳合同以化为气矣。但观其去根不多，随即分枝茎叶，周遭四出，层拥而上，非其不离阴之厚以为阳之苴者乎！原从阴之厚以宣阳，还从阳之宣以归阴，故方书用之治淋与目疾不一而足也。予谓：信如此，则似地肤子之性，主上行者无如太阳本下行，卫气之发轫也亦下行，惟其下行极而上，少阴遂曳之复升，是利水去热助太阳之降，而补中益精气则资少阴之升之谓也。试覈以张隐庵"根茎升，子降"之义，则茎叶捣汁主利，治目热暗，子主利水，两俱谐适，于星罗棋布中引阴，以除膀胱之热，即从氤氲化育中引气，以承少阴之行，于以上彻耳目，外达皮毛，咸得其益，可谓补中益精气也。不然苦寒断非补中之品，疏利决无益精之能，何可恃耶？

杜若　豆蔻　肉豆蔻　白豆蔻

杜　若

味辛，微温，无毒。主胸胁下逆气，温中，风入脑户，头肿痛，多涕泪出，眩倒，目晥晥，止痛，除口臭气。**久服益精、明目、轻身、令人不忘。一名杜蘅，**一名杜连，一名白连，一名白芩，一名若芝。**生**武陵川泽及冤句，二月、八月采根，暴干。得辛夷、细辛良，恶柴胡、前胡。

豆　蔻

味辛，温，无毒。主温中，心腹痛，呕吐及口臭气。生南海。《别录》。

肉豆蔻

味辛，温，无毒。主鬼气，温中，治积冷，心腹胀痛，霍乱中恶，冷疰，呕沫，冷气，消食止泄，小儿乳霍。生胡国，名迦拘勒。宋附。

白豆蔻

味辛，大温，无毒。主积冷气，止吐逆反胃，消谷，下气。出伽古罗国，呼为多骨，七月采。宋附。

杜若生阴地，苗似廉姜，叶似姜而有文理，根似高良姜而细，又似旋覆花，殆欲相乱，味辛香，花黄，子赤色。大如棘子，中似豆蔻。参隐居、《唐本》《蜀本》。

豆蔻即今草豆蔻也，苗似芦，叶似山姜、杜若辈，根似高良姜，当春花作穗，嫩叶卷之而生，初如芙蓉，穗头深红色，叶渐展，花渐出而色渐淡，亦有黄白色者。实若龙眼子而锐，皮无鳞甲，中子若石榴瓣，十月采。《图经》，参《唐本》《蜀本》。

肉豆蔻春生苗，实以豆蔻而圆小，皮紫紧薄，中肉辛辣，六月、七月采。《图经》。

白豆蔻苗类芭蕉，叶似杜若，长八九尺，冬夏不凋，花浅黄色，子作朵如葡萄，初出微青，熟则变白。《拾遗》《图经》。

咏美人香草者，古云杜若，不云豆蔻，今云豆蔻，不云杜若。《蜀本》云：杜若子如豆蔻。则杜若者豆蔻之根，豆蔻者杜若之用，至草豆蔻、肉豆蔻、白豆蔻则皆豆蔻之别种矣。其所以古今异尚者，盖取气为用之物，愈南愈佳，邃古以来僻壤未通，土产之物何由识拔，故杜若者《别录》谓生武陵，后世声教日扩，沅湘已南遂有百粤，百粤已外联及岛夷，故草豆蔻生于闽，肉豆蔻生于粤，而白豆蔻则自番舶来，非是者不中药用也。且肆志者，今甚于古；恬澹者，古胜于今。恬澹者为病，多取乎药物之发；肆志者为病，多取乎药物之降。根者本发，实者本降，故根之功用日泯，实之功用日著，始自人情之趋向，遂感骚客之雅怀。今时杜若无有识者，豆蔻则人多囊贮为爽口之需，此药物兴灭之由，即世道升降之会也。杜若今人不用，且无有识者而仍疏之，亦使人知诸豆蔻为杜若之类，非古人不知用也，且根之用，今时仍有高良姜，高良姜子即红豆蔻，所谓讲明杜若之用，即可以扩充高良姜之用。至根实之异，以云乎味，则辛者在根为升，在实为通，苦者在根为发，在实为降，甘者在根为缓中，在实为横散；以云乎气，则温者在根为煦，在实为疏。是故以根而言杜若，于中则主胸胁下气、温中，以胸胁下气，结而不解，多由水饮，芳香流气之物使饮与气和斯解，以明中无从寒而化者，则不受温，遂非杜若之所可治也；于上则主风入脑户、头肿痛、多涕泪出，以涕泪由风鼓而出，芳香流气之物使风不鼓津乃解，以明上无涕泪，虽头肿痛则不胜升煦，亦非杜若所可治也。所以上则关风木，而中则关寒水者，以风原飘扬而上，水原顺流而下，寒主凝水，风主激水。杜若之治，则上可及巅，而下止及胸胁，自腹已下虽有水饮与气相结，非杜若可为力，以杜若原主升也。以实而言，则诸豆蔻之味极后皆凉，凉者收肃之象也。白豆蔻之味惟辛，故其治最在上，为自肺及胃，疏滞去冷之用，曰"主积冷气、止吐逆、反胃、消谷、下气"，皆系上焦之患。草豆蔻辛后有微甘，则其治在中，为脾胃间疏滞去冷之用，曰"主温中、心腹痛、呕吐"，皆系中焦之患。肉豆蔻辛中带苦，故其治最在下，为自胃及大肠疏滞去冷之用，曰"主温中、治积冷、心腹胀痛、霍乱、中恶、冷疰、呕沫、消食、止泄"，皆从中及下之患。大率三物之所长，而与众疏滞去冷不同者，惟在味后之凉，凉为收肃，故上中得之则止呕吐，中下得之则止泄利，皆以其收肃也，疏在前而收在后，亦顺气中良剂哉，无怪乎嗜者之多也。别有草果者，因濒湖混于草豆蔻条中，后人遂以草豆蔻主治当之，详其味极辛，其气猛而臭似斑蝥，以驱脾胃寒湿郁滞，辟岭南瘴疠犹可，若属以温中、心腹痛、呕吐，用不胜任，徒削人元气，用者审之。

沙　参

味苦，微寒，无毒。主血积，惊气，除寒热，补中，益肺气，疗胸痹、心腹痛、结热、邪气、头痛、皮间邪热，安五脏，补中。久服利人。

沙参二月生苗，叶如初生小葵叶而团扁不光，八、九月抽茎，高一二尺，茎上之叶则尖长如枸杞叶而小，有细齿，秋月叶间开小紫花，长二三分，状如铃铎，五出，白蕊，亦有白花者，并结实大如冬青，实中有细子，霜后苗枯，其根生沙地者长尺余，大一虎口，黄土地者短而小，根茎皆有白汁，深秋采。者白而实，春月采者微黄而虚小。《纲目》。

气者，物之阳；味者，物之阴。沙参于气得其阴，于味得其阳，苦属火，甘属土。所谓质阴用阳者。人身质阴用阳惟脾与肺，以其体柔而动，性降而处高也。而沙参发于早春，采于深秋，偏膺酷暑余化，开紫色之花，不似肺挹土气以供火气之化乎。抑其任炎歊之逼烁，终白汁之流漓，不似中焦之化津化血，并行不悖，无相夺伦乎！曰"补中，益肺气"，明所以益肺气者，由于补中也。曰"血积、惊气、除寒热"者，何谓？能于两项病中除寒热尔。盖寒热皆由阴阳相争，血积则阻气之行，气乱则碍血之流，多有成寒热者。沙参藏白汁而开紫花，开紫花而仍藏白汁。气乱者，按而收之，优而柔之；血积者，迎而化之，条而行之，则血与气隧道顺而畅达，寒热有不止者哉？此言其因也，若其状则《别录》所谓者是。夫胸痹本气病，然有心痛而无腹痛，胸痹而心腹俱痛，则涉于血矣。惟假气之泽，滑血之流，血之积者自随气而化，而气之阻者自随血而行，此津枯血阻，气遂不利之胸痹也。头痛、皮间热本外感证，然未有不恶风恶寒者，即但热无寒为阳明热病，始得之一日亦必恶寒。今头痛、皮间热乃结热邪气所成，既明无与于风寒，则其为气乱而生热，热蒸而血沸矣。惟布津以柔气，顺气以定血，气之乱者自随血而化，血之沸者自随气而化，此津枯气入，血因沸逆之头痛、皮间热也。气行血随，血澄气静，此之谓五脏安。溯五脏之所以安，能外于补中乎？气血之不利因此而利，则气血之利者因此则为利下矣，故曰久服利人。

石龙刍

味苦，微寒、微温，无毒。主心腹邪气，小便不利，淋闭，风湿，鬼疰，恶毒，补内虚不足，痞满，身无润泽，出汗，除茎中热痛，杀鬼疰、恶毒气。久服补虚羸、轻身、耳目聪明、延年。一名龙须，一名草续断，一名龙朱，一名龙华，一名悬莞，一名草毒。九节多味者良。生梁州山谷湿地，五月、七月采茎，暴干。

龙须丛生，状如粽心草及鬼臼，苗直上，夏月茎端小穗开花结细实，并无枝叶。《纲目》。

凡物之生必与天地之气相呼吸，既与天地之气相呼吸，则必献技效灵，以昭秉畀之所自，在动物则革角爪牙，在植物则枝叶气味是也。独石龙刍者，无枝无叶，味淡气微，森然丛立于风日雨露中，谓其不与天地之气相呼吸，则亦开花结实，谓其与天地之气相呼吸，则漠然无钟赋之情状可纪，此物之秘其气而不发泄者，然惟如此乃发泄愈甚耳。夫无叶之草，麻黄、木贼，皆为发泄之尤，然犹有枝，鬼臼之苗，足与此类，然其用犹在根，此则不用其根与花与实，但有取于不生枝叶之茎，直已兼麻黄、木贼之发泄逷郁，鬼臼之消磨通降，而胥擅之矣。盖其外似毛，色白而甚纤，发泄之验也；中似穰，弥疏而有间，通降之验也。第通牵于发，发掣于通，则力不纯，气不猛。故凡心腹邪气缘内虚不足、痞满、身无润泽而应汗者，取六分之发，四分之通；小便不利、淋闭、风湿、鬼疰、茎中热痛而应利者，取六分之通，四分之发。以正气实则邪并，正气虚则邪漫，惟其并而后可或发或通，径情直行，解一面则面面自然消涣；惟其漫则仅可发中寓通，通中寓发，两路开导，邪气方得流行。且取其无叶无枝，不至别出他歧，更生患害，此摧刚以柔，用分为合之权衡也。

薇衔

味苦，平、微寒，无毒。主风湿痹，历节痛，惊痫，吐舌，悸气，贼风，鼠瘘，痈肿，暴症，逐水，疗痿蹷。久服轻身、明目。**一名糜衔，**一名承膏，一名承肌，一名无心，一名无颠。**生汉中川泽**及冤句、邯郸，七月采茎叶，阴干。得秦皮良。

薇衔丛生似芫蔚、白头翁，其叶有毛，茎赤花黄，根赤黑色，有风不动，无风独摇。参《唐本》《蜀本》《水经注》。

气鼓津溢，火动水随。科其咎，固系鼓动之非宜；究其归，应思随从之何易。薇衔根黑兼赤，虽已火搅水中，然发茎但赤，则仅火动而水不动，故卒能花开黄色，下足以致水气之转输，上即可吸火气为生气而收缩。夫阴阳兼操乎动静，是其有风不动，为不受病气凭陵，而无风独摇，为暗使元气生长矣。夫风湿痹，静病也，风湿痹而历节痛，则其患在动矣。悸气，水病也，悸气而为惊痫之掣纵，吐舌之伸缩，则其患在火矣。即鼠瘘痈肿，固亦静病，乃实由于贼风之动，动者能使之不动，不动者能使之动，竟已可制病之变幻，而况化火气为生气，浥水气得灌输，以大会于中黄，和调于上下。则症之暴者，为适动而才静；水之可逐者，为方静而今动。痿蹷之得受疗者，为上逆而咳所发，《素问·生气通天论》。犹不可以皆已乎？烂醉受风，酒之气，风气而外飘扬，酒之质侵脾家而中迟钝，是以身热懈惰，汗出如浴，恶风少气。治其中，治其质，则术与泽泻优为之；治其外，治其气，则惟薇衔是赖矣。

槐实　槐花

槐　实

味苦、酸、咸，**寒**，无毒。**主五内邪气热，止涎唾，补绝伤，五痔，火疮，妇人乳瘕，子脏急痛**，以七月七日取之，捣取汁，铜器盛之，日煎，令可作丸，大如鼠矢，内窍中，三易乃愈。又堕胎。久服明目、益气、头不白、延年。枝主洗疮及阴囊下湿痒。皮主烂疮。根主喉痹寒热。**生河南平泽**，可作神烛。景天为之使。

槐　花

味苦，平，无毒。治五痔，心痛，眼赤，杀腹藏虫及热，治皮肤风并肠风泻血，赤白利，并炒服。叶，平，无毒。煎汤治小儿惊痫，壮热，疥癣及丁肿，皮茎用同。宋附。

槐极高大，其木材坚重，有青白黄黑等色，其叶有大而黑者，有细而青绿者，有昼合夜开者，并以季春五日而兔目，十日而鼠耳，更旬而始规，二旬而叶成，四月、五月开黄花，当未开时状如米粒，花以是时采，六月、七月结实，作角连珠，中有黑子，以子连多者为好，十月上巳日采之。《图经》，参《纲目》。

阳淫于上，不与阴浃，则津自不摄；阳实于下，不与阴浃，则血自不藏。而阳则咸化为风，特在上为风虚，在下为风燥，斯其异耳。风虚且津不摄，则五内邪气热而目暗；风燥且血不藏，则五痔火疮而绝伤。然欲求其本，皆当责之于肝，所谓"木热则津溢，肝热则血漏"是也。肝木之热何以取治于槐？《周礼》"四时改火，冬取槐檀"，非以其能生木耶？且开花于阳之极盛，结角于阳之未衰，而得味为苦，得气且寒，可不谓当至阳之化育，得钟纯阴之性味乎？血者，源于水而成于火，正与是相肖，故为入肝凉血之剂无惑也。然其花与实之别何在？盖花者，开散之告终，实者，生发之能始。故妇人乳瘕、子脏急痛，病之在内者，则于子有专功；治皮肤风、肠风泻血、赤白利，病之连外者，则于花为独效。同为凉血，而用有内外之殊，是其别矣。

枸 杞

味苦，寒（根大寒、子微寒），**无毒。主五内邪气，热中，消渴，周痹**，风湿，下胸胁气，客热，头痛，补内伤、大劳嘘吸，坚筋骨，强阴，利大小肠。**久服坚筋骨、轻身、不老、耐寒暑。一名杞根，一名地骨，一名枸忌，一名地辅**，一名羊乳，一名却暑，一名仙人杖，一名西王母杖。**生常山平泽**及诸丘陵阪岸，冬采根，春夏采叶，秋采茎实，阴干。

枸杞二月生叶如石榴叶而软薄，五月再生，七月复发，随开小红紫花，便结红实，形微长如枣核，其根皮如远志。《图经》。

晷①度愈西，收肃愈甚。枸杞为物，叶岁三发，木气最畅，乃当收肃之候，且花且实，此之谓以金成木；色赤属火，火衰畏水，火盛耗水，枸杞之实，内外纯丹，乃饱含津液，严寒不坠，此之谓从火制水。以金成木，是于秘密中行生发，故主五内邪气；从火制水，是于焦涸中化滋柔，故主热中、消渴。此一根之功，一实之效，已明晰晓示无复遗义。然所谓周痹、风

---

① 晷：日影。

湿者，却宜何所取裁？夫周痹在血脉之中，随脉以上，随脉以下，由风寒湿客于外分肉之间，迫切而为沫，沫得寒则聚，聚则排分肉而分裂，分裂则痛。因邪而成沫，以沫而致痛，谓不似其实之嵌红色于津液中，包津液于红裹内不可。夫惟津液与红酿成一体，是以能使风与湿相携而化，不相逐以争，曰周痹、风湿者，以味苦气寒之资，不能已寒，特可治周痹之属风湿者。虽然，《别录》所著"下胸胁气、客热、头痛"，是升而有降之功；"补内伤、大劳、嘘吸、坚筋骨、强阴、利大小肠"，是降而得升之益。仍可一系之根，一系之实者，又缘何而有此效？夫实主退藏，根主生发，原草木之恒性。则实，际水土而转生发；根，极畅茂而转退藏。独非草木常理乎？特枸杞者，其水木之气，究竟须得金火乃能致功，就下胸胁气、治客热、头痛，固呈效于至高，而补内伤、大劳、嘘吸者，又岂不在心肺？盖水木之用成于金火，然火之所以丽，金之所以位，却终赖水火之精华奉养，乃克就昌明治节之勋，往还相承，周旋相济，而实有益于形体者，则曰"坚筋骨、强阴"是已。后人所谓枸杞根能退有汗之热，枸杞实能益心中之液，不甚有意乎！

琥　珀

味苦，平，无毒。主安五脏，定魂魄，杀精魅、邪鬼，消瘀血，通五淋。生永昌。

琥珀乃松树枝节荣盛时，为炎日所灼，流脂入土，岁久为土所渗泄，而光莹之体独存，其地有琥珀，则旁无草木。入土浅者五尺，深者八九尺，取纯赤晶莹，摩呵吸草者佳。《本草别说》，参《衍义》。

松脂能流入地，遂可谓通五淋乎；琥珀自黄变赤，遂可谓消瘀血乎，浅之乎论琥珀矣！夫岂不曰松脂入地，千年乃成琥珀耶？松脂为物，遇热能流，得火能燃，惟沦入地中，日久化成，其能燃之性被水养而至难燃，能流之性被土养而至难流，遂火化为色，水化为光，故其殷赤是火丽于水也，其晶莹是水凝于火也。火阻水而成淋，水违火而为瘀，不藉之可消可通耶？且消瘀血非行瘀血，通五淋非利小便。曰消，则可见能化死为生；曰通，则可见能使止为行。是故欲知非行瘀非利水之故，则当审所谓消瘀血通五淋者，必在五脏不安，魂魄不定中，施其作为，而后此义可明。魂，神之凝于气者也；魄，神之凝于精者也。五脏有所不安，精气有所不摄，则魂魄遂不定。盖魄藏于肺，肺不安则治节失职而火阻夫水；魂藏于肝，肝不安则疏泄失宜而水违于火。此其证必精神恍惚，梦寐纷纭，惊惕不安，语言少序，即使有瘀而不得行攻伐，有阻而不得极导泄之候，故以此呼吸嘘植其精神，胶黏其水火，而后可消可通也。若因瘀滞而成痕癖，因邪火而致淋沥者，原非所宜用。

榆　皮

味甘，平，无毒。主大小便不通，利水道，除邪气，肠胃邪热气，消肿。性滑利。**久服轻身、不饥。其实尤良，**疗小儿头疮痂疕。花主儿痫、小便不利、伤热。**一名零榆。**生颍川山谷，二月采皮，取白，暴干，八月采实，并勿令中湿，中湿伤人。

小便数，大便必硬；大便溏，小便必难，此通塞之由阳分也。津液饶，大小便俱利；津液竭，大小便俱秘，此通塞之由阴分也。然有大小便不利，但得大便通，小便即随之行者；有得小便行，大便乃随之通者，此又不得以阴阳言，盖大肠盛满能使膀胱亦阻，膀胱盛满能使大肠亦阻耳，此其故当验之于虚实，实者须先通大便，虚者宜先行小便，虽未必尽能准此，以是体之，亦思过半矣。曰"主大小便不通，利水道，除邪气"，非先通小便乎。榆皮所以能于大小便俱不通证先行小便，何故？夫凡木之液，多由其皮输引津液，故去皮辄死，榆则去皮仍生，可见其内外皆能输引也，是通小便中寓通大便意，特皮之力终优于木，且正服其皮，所以小便应先行也。然木皮输引津液，本以上资非以下溉，而谓能行小便，讵不悖哉？《周官》曰"以滑养窍"。《戴记》曰"堇荁粉榆，免薧，滫髓以滑之"。则榆者以滑窍而使之通耳，非通利也。且大小便之通滓秽，固欲其下，津气却欲其升，非必相偕尽下，不得为悖也。然则滑窍耳，又乌得云除邪气？夫邪气者，不过下文《别录》所"注肠胃邪热气"而已，肠胃有邪热气而大小便不通，但大小便得通，邪热气且能自解，何况以窍涩而致不通，肠胃间因蓄邪热，则通后邪热气又为所据耶！然则其仁《养生论》谓"令人善瞑"，《别录》则仅谓"疗小儿头疮痂疕"，何也？夫榆当春先生荚以成实，至荚坏乃生叶，是就生气为收气也。既能就生气为收气，定能即收气中延生气。小儿生气最盛，头尤当生气之冲，而为疮且结痂疕，有不脱者哉？若令人瞑，则固生气之收，能育生气而不伤，得初春便实之物，自然随发涵育，与收中寓畅何异。

楮 实

味甘，寒，无毒。主阴痿，水肿，益气，充肌肤，明目。久服不饥、不老、轻身。生少室山，一名谷实，所在有之，八月、九月采实，日干，四十日成。叶，味甘，无毒。主小儿身热，食不生肌，可作浴汤，又主恶疮生肉。树皮，主逐水，利小便。茎，主瘾疹痒，单煮洗浴。皮间白汁，疗癣。

楮有两种，雄者皮斑而叶无桠叉，三月间开花成长穗，如柳状，不结实。雌者皮白而叶有桠叉，亦开碎花，结实如杨梅，初青绿色，至六、七月渐深红色，乃成熟，八、九月采，水浸，去皮穰，取子用，树极易生，叶多涩毛，摘断其枝叶，均有白汁。《纲目》，参《图经》。

水不为火用而不充周一身，火不能驱水而畜缩①委顿，是非水盛，亦非火衰，直二气不相济耳。济之奈何？则取水周一身之物，被火逼而生，生且最速者，引动其机括，于是阳起而不痿，水行而不肿，水火既交，气道遂顺而流行有力，于以充上而目明，充外而肌肤泽，讵非理之合，情之当哉？楮生极速，三年可成大树，而其布种之时，必杂以麻，使其同出于地，冬则赖之以幛严厉，春则焚之以资发育。《齐民要术》种楮法：取子和麻漫散之，届冬留麻勿刈②，为楮作暖，明年正月初，附地芟③杀，放火烧之。若不和麻种，率多冻死，不烧者，楮瘦而长亦迟。迨其成树也，则白汁贯中，彻上彻下，随取而随有，随去而随盈，及其结实也，则味甘气寒，以致生气于畜缩之火中，藉火以植其生，浚水以交于火，而起阴痿、去水肿、益气、充肌肤、明目，非治外感也，亦非治内伤也，乃拨动关键，使不替其素所常行已耳。夫水之充周，火之化物，不仅一端，随处异名，随地致用。自其体言，不能不谓之一气贯注；自其用言，则彼此相制、界划截然，故楮之实、叶、茎、皮、白汁，《别录》各推所主，如疗

---

① 畜缩：退缩。

② 刈（yì 易）：割。

③ 芟（shān 山）：割草。

癣、瘾疹痒、逐水、利小便、恶疮生肉、小儿身热、食不生肌，细寻其故，究不外于《本经》数语。大率使阴气顺则阳不郁，阳气畅则阴自行，然汁主皮里膜外之疴，茎除水火不和之病。水在皮而肿，则因皮以行水；火在上而壅，则用叶以散火，并欲联两气而和，不使偏一隅而滞，即后人以之治血，亦可于是而扩其旨矣。

五加皮

味辛、苦，温、微寒，无毒。**主心腹疝气，腹痛，益气，疗躄，小儿不能行，疽疮，阴蚀**，男子阴痿、囊下湿、小便余沥，女人阴痒及腰脊痛，两脚疼痹风弱，五缓，虚羸，补中，益精，坚筋骨，强志意。久服轻身、耐老。**一名豺漆**，一名豺节。五叶者良。生汉中及冤句，五月、七月采茎，十月采根，阴干。远志为之使，畏蛇皮、元参。

五加春月于旧枝上抽条，苗叶俱青，茎转赤色，似藤而作丛，有刺如蔷薇，高三五尺，有至一丈者，叶生五枚，作簇者良，每一叶下生一刺，三、四月开白花，结青子，至六月渐黑色，根若荆根，骨硬，皮轻脆芬香，皮黄黑，肉白，取皮入药。参《图经》《纲目》。

按《素问·脉要精微论》曰"诊得心脉而急，此名心疝，心为牡脏，小肠为之使，故少腹当有形也"，王注："心为牡脏，其气应阳，今脉反寒，故为疝"。则心腹疝气、腹痛，乃阴之遏阳矣。《痿论》曰"肺热叶焦，则皮毛虚弱急薄着，则生痿躄"，王注："躄，谓挛躄，足不得伸以行，肺热则肾受热气故耳"。则躄不能行，乃阳之劫阴。五加皮一物，既能主阴遏阳，又能主阳劫阴。刘潜江曰"肾肝气虚，故病于湿。湿者，阴之淫气也，阴淫则阳不化而为风。风者，阳之淫气也，阳淫则阴愈不化，而更病于湿，至病湿固已阴锢阳、阳蚀阴，而成湿热矣。"《生气通天论》曰"湿热不攘，大筋缛短，小筋弛长。缛短，故迫促而气莘莘上行；弛长，故懈缓而不能束骨，利机关"。则疝之与蹷，皆归一本。五加皮气味辛苦及温，散其阳实之淫气，行其滞窒之阴气，是其祛风淫，以宣湿者，即赖其逐湿淫，以清气也。所以然者，根皮之黄黑，显然水土和于下；肉之白，又显然邪气净于内。而骨之硬，不更可见和于外净于内，而其中遂不得不强乎？此行于下者也。其行于上者，茎则赤而有刺，子则青而变黑，不又显然下既强而阳上行，阳既行而邪遂解，邪既解而阴乃复顺乎。五色分绚，五叶交加，是谓五加，睹名可思义也。曰益气，曰坚筋骨，曰强志意，皆身半已上事；曰疽疮、阴蚀，曰囊下湿、小便余沥，皆身半已下事，惟五加之茎柔以似蔓故而根硬，于上则以柔而济其强，于下则以刚而胜其湿，曰风弱、五缓、虚羸、补中、益精，当观其所以除邪，而后可以明其崇正矣。

蔓荆实

味苦、辛，微寒、平、温，无毒。主筋骨间寒热湿痹拘挛，明目，坚齿，利九窍，去白虫、长虫，主风头痛，脑鸣，目泪出，益气。**久服轻身、耐老、令人光泽脂致。小荆实亦等。**恶乌头、石膏。

蔓荆苗茎高四尺，小弱如蔓，对节生枝，初春因旧枝而生叶，类小楝，至夏盛茂，开花作穗浅红色，蕊黄色、白色，花下有青萼，至秋结实斑黑如梧子大而轻虚，八月、九月采。《图经》，参《纲目》。

筋骨间寒热而为湿痹拘挛，其邪定聚于关节，欲去关节间寒热与湿，一当使行，一当使散，蔓荆实盖均有焉。柔条似蔓，就旧发新，生必对节，似经脉之周行无间，过节不停，所谓行也；开花成簇，瓣浅红，蕊黄白，萼青，似关节之流行，屈伸泄泽筋骨，所谓散也。两者之所以然，尤在味苦而气微寒，苦主发，寒主泄耳。目者，精神之簇于一处者也；齿者，形质之簇于一处者也。精神混以邪气，则昏暗；形质混以邪气，则动摇。行其邪，散其邪，精神形质遂复其常。故在目曰明，在齿曰坚，目与齿即九窍之三，既利其三，遂推夫余，再合以《别录》之"风头痛、脑鸣"而利九窍之故，并可识矣。虽然，尽蔓荆实所治之证，皆病形不病气，举蔓荆实之性情功用，皆在血不在气，而《别录》夸之曰"益气"，其义何居？刘潜江曰"至阴虚则天气绝，蔓荆实成于凉降，故能凉诸经之血，以凑夫阳之所在，使阳得阴以化而阳道行，所谓以阴达阳，由阳彻阴者也。是故气之虚者欲补，而此能清其气以达之；气之戾者欲散，而此能清其气以化之，既于气有造，谓为益气可也。"试窍之头痛则脑鸣，目暗则泣出，非津不凝于气耶。津得凝于气，气自健于行，不可云与气无涉也。

辛　夷

味辛，温，无毒。主五脏身体寒热，风头脑痛，面皯，温中，解肌，利九窍，通鼻塞涕出，治面肿引齿痛，眩冒，身兀兀如在车船之上者，生须发，去白虫。**久服下气、轻身、明目、增年、耐老。**可作膏药，用之去心及外毛，毛射人肺令人咳。**一名辛矧，一名候桃，一名房木。**生汉中川谷，九月采实，暴干。芎䓖为之使，恶五石脂，畏菖蒲、蒲黄、黄连、石膏、黄环。

辛夷木高三四丈，其枝繁茂，正、二月开花，紫白色，花落乃生叶，夏初复生花，初出枝头苞长半寸而尖锐，俨如笔头，重重有青黄茸毛顺铺，长半分许，经伏历冬，叶落则苞渐大，至来年正、二月，则苞坼花开，似莲花而小如盏，紫苞红焰，作莲及兰花香，当苞未坼时采用之。《蜀本》，参《纲目》。

无五脏身体寒热而风头脑痛者，是阳淫极上，不得阴交而化风，非辛夷所可治也。五脏身体寒热而不风头脑痛者，是邪连中外，不随阳气而透达，亦非辛夷所可治也。惟风头脑痛之属五脏身体寒热者，乃可以辛夷治，盖辛温本主开发，且其树杂植众木间，必高于众木然后止。而其花不开于枝，不附于叶，而独出于木杪，况不待叶发而花先开，不待叶彫而花先茁，自今夏及来岁之春，虽日生日长，皆甲而不坼，必至四序并经，乃刳苞以出，而所用者，即其方开未坼之花。以是知所谓五脏身体寒热风头脑痛者，必脑本有宿风，营为巢窟，凡表间感寒感热，五内任疢任劳，均不外发不下泄，而独出于上，引动宿风为头脑痛，则取其历久不开今始开之气，以发越之，而覆其巢，不使易种。于兹即所谓面皯，亦于此取义，大抵病之所营，即正气之所注，而神亦于是乎萃。曰"眩冒、身兀兀如在车船之上"，正疏其病根及病未发时情状也。由是推之，则小小有劳，小小感冒，随即鼻塞、涕出、面肿引齿痛，发而即愈，不久复作，经年积岁，无有已时者，正与此相符。曰"温中、解肌、利九窍"，则其巢之所由覆，邪之所由去，固已了如指掌矣。

卷 三

上品，木五味，兽三味，虫六味，果四味，谷二味，菜三味。

桑上寄生

味苦、甘，平，无毒。主腰痛，小儿背强，痈肿，安胎，充肌肤，坚发齿，长须眉，主金疮，去痹，女子崩中，内伤不足，产后余疾，下乳汁，**其实明目、轻身、通神。一名寄屑，一名寓木，一名宛童，一名蔦。生**宏农川谷桑树上，三月三日采茎，阴干。

桑寄生从桑枝节间生，叶似橘而厚软，茎似槐枝而肥脆，三、四月开花，黄白色，六月、七月结实，黄色，如小豆，断其茎色深黄，挤其实中有稠黏者为真。《图经》。

寄生必假桑之余气而成耶？何他树亦有寄生，枝叶状态如一也。凡树皆有寄生，枝叶状态如一，则应自有种，然未见有不寄他树能自独生者。此盖犹人婉娈[1]柔媚，而无特操，不能自立者，故《尔雅》载其别字曰宛童。然托身得地，亦能有所作为，故张隐庵谓为余气寄生之物，善治余气寄生之病。若肌肤为皮肉之余，齿为骨之余，发眉须为血之余，胎为身之余，而能充之坚之长之安之，是亦最善体会矣。予则更有说焉，果木截接不能两生，此则既有寄生，复不碍树，盖截接者出于人力之勉强，寄生者出于天地之自然。勉强者，原欲竭滋液以奉所接；自然者，仅分余波以资所寓，然其力出于本根则一也。

卷
三

五
七

人身本根非肾而何，以能滋赘疣之物，而主腰痛及小儿背强，是又可知此腰痛背强非因乎虚，非因乎痹，乃肾中滋液不敷布，以润所当润，资所当资，而留于中，反碍气之流行矣。得此婉娈柔媚之物，本专为寄孽者引其气，使润所当润，资所当资，岂不两俱安善哉！然何以必欲得在桑上者？夫桑本柔凉润泽，其气上及巅顶，旁抵四肢，观《图经》述桑枝本主"上气、眼运、肺气、咳嗽、遍体风痒、干燥、水气、脚气、风气、四肢拘挛"，再以其上所寄生者而推之，是必尤能发其余泽以溉其所赘矣。托滋液而团结于上者，非目而何？其实主明目，毋容详释也。

杜 仲

味辛、甘，平、温，无毒。主腰脊痛，补中，益精气，坚筋骨，强志，除阴下痒湿，小便余沥，脚中酸疼不欲践地。久服轻身、耐老。一名思仙，一名思仲，一名木绵。生上虞山谷及上党汉中，二月、五月、六月、九月采皮。恶蛇蜕皮、元参。

杜仲木高数丈，叶如辛夷，亦类柘，其皮类厚朴，折之内有白丝相连，江南人谓之棉。《图经》。

杜仲之治，曰"主腰脊痛"，别于因风寒湿痹而为腰脊痛也；曰"补中、益精气、坚筋骨、强志"，以能主腰脊痛而究极言之也。盖木皮之厚无过于杜仲，犹人身骨肉之厚无过于腰脊。木皮皆燥，独杜仲中含津润，犹腰脊之中实藏肾水。肾者藏精而主作强，此所以得其敦厚津润，以补其中之精，并益其精中之气，而痛自可已。然敦厚津润，气象冲容，魄力和缓，何筋骨之能坚，志之能强？殊不知味之辛，即能于冲容和缓中发作强之机，而于敦厚津润中行坚强之势，且其皮内白丝缠联，紧相牵引，随处折之，随处密布，是其能使筋骨相着，皮肉相贴，为独有之概，非他物所能希也。虽然，坚筋骨、强志，皆腰脊以内事，谓之补中益精气可矣。阴下痒湿，小便余沥，腰脊以外事，何又能除？夫肾固主收摄一身水气，分布四脏，以为泣为涎为汗为涕为唾，而伸其变化云，为是之谓作强，是之为技巧。假使所居之境，所治之地而渗漏不已，关键无节，又安得筋骨之能坚，志之能强，故惟能除阴下痒湿，小便余沥，而后筋骨可坚，志可强，实皆腰脊以内事，不得云在腰脊外也。即《别录》所注"脚中酸疼，不欲践地"，尚是腰脊以内事，盖惟下一"欲"字已，可见其能而不欲，非欲而不能也。夫脚之用力皆出于腰，设使欲而不能，是脚不遵腰令，今曰"不欲"，则犹腰之令不行于脚，故曰尚是腰脊以内事。

女贞实

味苦、甘，平，无毒。主补中，安五脏，养精神，除百疾。久服肥健、轻身、不老。生武陵川谷，立冬采。

女贞因子自生，最易长，叶厚而柔，长四五寸，面青背淡，凌冬不凋。五月开细花甚繁，青白色。结子累累满树，黑色，九月实熟，其木肌白腻，今人以放蜡虫，故曰蜡树。《纲目》，参《图经》。

或谓《本经》于女贞实，既谓中虚可补，五脏可安，精神可养矣，更谓百疾可除，似近夸诞。试于凡中之虚、五脏之不安、精神之失养、百疾之不可名状者，咸不究而投之，鲜不败事，又何能冀其有功？予则谓不揣本而齐末，即目之为夸诞也，亦何不可？夫女贞之放蜡虫也，唯恐虫不在树，甚且树下不得有寸草，有则虫居草间，不肯复上，须栖止叶底，遍树周行而啮其皮，咂其脂液，乃得生花剔蜡以为用。设使他树遭此蠹蚀，不及一载，定致枯槁，惟女贞则能经三年，只须停放三年，又复如故，且其所成之蜡，遇火遂爇，盖烛不淋，而其光之清，迥非他膏他脂能及，则所用之实，全具此理，不即可寻思其功用乎？自春夏秋当生长之会，乃常蚀肌吮血，身无完肤，仍不废开花结实，至严寒飙烈，他草木剥落无余，犹独逞翠扬华，挺然繁秀。是所补之中，必被火气剥蚀之中；所安之五脏，必被热气骚扰之五脏；所养之精神，必气被火耗不能化育之精神；而所除之百疾，必火热游行无定，或内或外，或上或下，变幻无方之百疾。夫相火之下，阴精承之，故凡火之病人，赖有阴精相应以为康复之阶，苟所病不止一处，则阴精虽欲应而不能遍及，于是得之东又失之西，向乎南又遗夫北。苏长公云：使人左手运斤，右手执削，目数飞鸿，耳节鸣鼓，首肯旁人，足识梯级，虽大智有所不暇。及夫燕坐，心念凝默，湛然朗照，纵物无不接，接则有道以御之。而女者，如也；《大戴记·本命》。贞者，定也；精定，不动惑也。《释名·释言语》。定于中而不动惑于外，犹之湛然朗照之中，自有道以御夫物，任物之奔驰变幻而无容心焉，则所耗遂不能敌其所生，病虽百变，不能为人大害，是之谓补中、安五脏、养精神，何夸诞之有哉！自于精而言，则当日之剥削，不能碍今日之充盈；自于火而言，则今日之充盈，正以供他时之朗照。女贞实全体大纲，具于是矣。

鸡舌香　丁香

鸡舌香

微温。疗风水毒肿，去恶气，疗霍乱心痛。《别录》。

丁 香

味辛，温，无毒。主温脾胃，止霍乱，壅胀，风毒，诸疮，齿疳䘌，能发诸香。其根，疗风热毒肿。生交、广、南番，二月、八月采。宋附。

丁香树高丈余，类桂，叶似栎，凌冬不彫。花圆细，紫白色，二、三月开，至七月方成实，出枝蕊上，形如丁子。大者为母丁香，小者为公丁者，均紫色。《图经》，参《海药》。

丁香花于春，其色紫白，是于生发中成和水火，紫为水火相间之色。而致其用于收也；白为金色，金主收敛。实于秋，其色紫而味辛气温，是于收敛中成和水火，而致其用于发也。辛温为发。夫非发不肿，非敛则风水毒不结，而恶气不留，霍乱不心痛矣。是故发中有收，所以使邪去而正不伤；收中有发，所以使正旺而邪难驻。然用其实而不用其花，究似敛多而发少，殊不知生长收藏机会是物之先天，而气味乃物之见在，味辛气温，岂有过敛之理，特其中机括，自有非纯发可能该者，才得识其于风水毒肿、恶气心痛，能行邪气之结而充正气之威矣。虽然，据《别录》《宋本》参附而论，则所谓霍乱心痛者，壅胀也；所谓风水毒肿者，诸疮也，齿疳䘌也。壅肿用辛温固其宜矣，诸疮及齿疳䘌，可以辛温治之欤？不知《宋本》固有"温脾胃"句冠其首矣。夫中宫输运迟钝，蓄水成痰，因痰生热，其变见于外者，自有热而无寒，然徒清其热，则根柢湿痰必复层叠外透。若得标遂知其本，何如直剿其本之为愈耶！故知痰湿阻中，有碍气道者，纵有热征，亦不妨恃此为求本之治矣。

沉 香

微温，疗风水毒肿，去恶气。

沉香其木类椿榉，多节，叶似橘，花白，子似槟榔，大如桑椹，紫色，味辛，若断其积年老木根，经年其皮干俱朽烂，其木心与枝节不坏者，即香也。坚黑为上，黄色次之。《纲目》。

木能沉水，必坚致而不易败，若易败则粗疏，而不沉水矣。沉香为物，岂特坚致沉水，且筋节之刚劲，肌理之韧密，讵易败坏，乃曰断其木根，经年即皮干俱朽烂，何如是之速哉？然则朽烂者，其粗疏之皮干。坚致者，皆朽烂所不及，而存然刚劲韧密于内，似可恃中保外，以缓朽烂。朽烂败坏于外容，或由外累中，以损坚致，乃朽烂自朽烂，坚韧自坚韧，两不相及，亦两不相顾，何其界画清晰，因是知岭表天地气候，有异于中夏。夜必寒，是海气之弥漫也；昼必热，是日道之密迩①也。湿以日迫而不得散，日以湿蒙而不得熯②，故液樠③之木，惟此地为多。液樠倘缘伤蠹，若得泄者，则流而为脂膏，其不得泄，则秘而为溃腐。原其未伤蠹时，则皆木中之生气也，流而不溃腐，则精气在脂膏。如乳、没、血竭、苏合之类。秘而遂溃腐，则精气自在不可溃腐者。即沉香是。理势然矣，然则脂膏者，治在外血脉之病；不可溃腐者，治在内气道之病，又何疑焉？疗风水毒肿者，取其精内凝，不随外病而沸溢也；去恶气者，取其气内守，不受外病之侵扰也。精内凝，气内守，而复芳香流动，既不迟滞，又不破削，自能使当上者上，当下者下，非特为气之领队，抑能为精与神之领队，而运转于中，不致偏留于一处。凡用必取其坚而黑者，殆以是夫！

---

① 密迩：靠近，贴近。
② 熯（hàn 汉）：干燥，火盛。
③ 樠（mán 蛮）：液体渗出。

麝 香

味辛，温，无毒。主辟恶气，杀鬼精物，温疟，蛊毒，痫痓，去三虫，疗凶邪、鬼气、中恶，心腹暴痛、胀急、痞满，风毒，妇人产难，堕胎，去面䵟①、目中肤翳。**久服除邪、不梦寤魇寐、通神仙。生**中台川谷及益州、雍州山谷，春分取之，生者益良。

麝藏香处，草遂不生，若故有草则黄瘁，持过花下，花为萎谢，倘近瓜果，瓜果立枯。是其散败生气，捷于俄顷，则麝有香宜即倒毙，乃不碍其奔驰狡迅。夫固当究物之动植以为说也。植物者，形多于气；动物者，形气相侔。香本麝食香草毒物而结，若因香因毒能致倒毙，亦何待已结成香，且结不在清虚之所，只附筋骸之外，肌肉之间，又在下体，是故有香之麝，虽形骸柴瘠，而峻健自如，可知能散附形酝酿之气，不能散呼吸氤氲之气矣。附形酝酿之气，物所自赘者也；呼吸氤氲之气，吐纳天地者也。夫苟能散与天地吐纳之气，将草木瓜果遇之，当连根尽劂，不生者永不生，不花者永不花，不实者永不实，奚但毙麝耶！故《本经》《别录》载其所主，皆属客气依附有形，相媾而成之病，绝无上体清空气分之疴，就温疟之风，藏骨髓虫蛊之毒，入肠胃痫痓之热，依血脉胎元之形具子宫，及䵟之附面，翳之附睛，数端可识。若凶恶鬼邪径犯清虚，为神明翳累者，可决定其不得用矣。更玩"中恶、心腹暴痛、胀急、痞满"一节，又宜识凡病非来之暴，一时无所措手，非候之急，百药无可效灵者，亦不轻用。虽则曰"驱除附形之邪，不碍无

---

① 䵟（yùn 运）：《玉篇》："面黑。"

形之所"，然附形有邪，尚嫌峻利，倘误认无形为有形，无邪为有邪，岂不立夭人命耶！用以治内病者审之。

牛　黄

味苦，平，有小毒。主惊痫，寒热，热盛，狂痉，除邪逐鬼，疗小儿百病，诸痫热，口不开，大人狂癫，又堕胎。久服轻身、增年、令人不忘。**生晋地平泽**，于牛胆得之，阴干百日，使自燥，无令见日月光。人参为之使，得牡丹、菖蒲利耳目，恶龙骨、地黄、龙胆、蜚蠊，畏牛膝。

凡牛有黄则身上夜有光，眼如血色，时复鸣吼，恐惧人，又好照水，人以盆水承之，伺其吐出，乃喝迫之，即堕水中，取得形如鸡子黄，重叠可揭拆成片，轻虚而气香者佳。《图经》。

方春疫疠，牛饮其毒则结为黄，和气流行则牛无黄，宗忠简之言是也。《宋史·本传》泽知莱州中，使索牛黄，泽云云。然黄非为牛病者，特为牛御病耳，是何以然？盖疫疠之着物，必乘其瑕而不攻其坚，故凡志意僻，则入于内；筋骨弛，则薄于外。惟牛则穿勒内御，能顺而不能僻；鞭策外加，能健而不能弛，乃口鼻却已嘘吸夫邪，并不得出入，其不适为何如？然以内与外相较，其性顺而力健，故病骎骎①欲入于内，观其多鸣吼、恐惧人可知也，乃以其用力最纯，始终无间，健能资顺，而顺不恣于度；顺能随健，而健得循其常，是邪欲入终不能入，欲出终不能出，而顺与健早已摄其精气之英华，镇于中以消弭之，则黄是已。人身之病寒热、热盛，外因也；惊痫狂痉，内因也，惟其志意有僻，是以外因得乘，惟其外因已乘志意，是以情智

---

① 骎（qīn 亲）骎：马跑得很快的样子，此处比喻疾病发展迅速。

乖舛，惟既情智乖舛，而肢体有愆常度，是以不可但攻六淫而遗内患。譬如伤寒，亦有从寒热而热盛，因热盛而谵妄狂走者，然终不兼惊惕、瘈疭、背强反张也。夫然，则凡病如伤寒而其来不骤，如昏谵而肢体牵缩者，牛黄之所主也。

白　胶

味甘，平、温，无毒。主伤中，劳绝，腰痛，羸瘦，补中，益气，妇人血闭、无子，止痛，安胎，疗吐血、下血、崩中不止、四肢酸痛、多汗淋露、折跌伤损。**久服轻身、延年。一名鹿角胶。**生云中，煮鹿角作之。得火良，畏大黄。

鹿角寸截，外削粗皮，内去淤血，浸涤极净，熬炼成胶，浮越嚣张之气，顽梗木强之资，一变而为清纯和缓，凝聚胶固，自然其用在中，收四出浮游之精血，炼纯一无杂之元气，于以为强固之基，施化之本也。试举一端而言，如《本经》以之主妇人血闭，《别录》以之疗崩中不止，治闭宜通，治崩宜塞，一物耳，云何通塞并擅？不知肾者主水，聚五脏六腑之精而藏之，故五脏盛乃能泻，五脏盛而不泻，五脏不盛而泻，五脏不盛而不泻，皆病也。以故不泻者正所以成其泻，泻者必早有不泻者可恃，血非水属欤？以止崩中为通月闭初基，又焉得为并擅，若以为并擅，则通闭与安胎，腰痛与肢疼，多汗与淋露，吐血与下血，皆不容兼有其功，总推极其两端，以令人得所主脑耳。咸能收集津液，甘善敷布精微，鹿角之咸既成白胶则转而甘。甘以咸为先天，则敷布有序而不至倾尽底里；咸以甘为化身，则收集有度而不至悭吝啬施。试思伤中之候，既已劳绝羸瘦，从何收集，无所收集，将何敷布，无所敷布，羸瘦又焉能复，劳绝又何能续耶？惟其即集为布，藉输作收，径道既泽，中权有资，而化生气于空濛，充形骸以膏润，曾谓补中益气为廋词①哉！要之一物也，踳驳②则行，清纯则补；一病也，踳驳者实，清纯者虚。即鹿角所治之恶血、留血、痈肿，较白胶所治之吐血、下血、崩中，言其同自有纯驳之殊，言其异则又皆系血，是药物之炮制，煎煮之久暂，遂别有所专长，于此可见。

龟　甲

　　味咸、甘，平，有毒。**主漏下赤白，癥瘕，痎疟，五痔，阴蚀，湿痹，四肢重弱，小儿囟不合**，头疮难燥，女子阴疮及惊恚气，心腹痛，不可久立，骨中寒热，伤寒劳复，或肌体寒热欲死，以作汤良。**久服轻身、不饥、益气、资智，亦使人能食。一名神屋。生**南海**池泽**及湖水中，采无时，勿令中湿，中湿有毒。恶沙参、蜚蠊。

　　水族离水则僵，陆虫没水辄毙，惟龟常湛于水可生，终令居陆亦生，此所以能治水之病人，亦能治火之病人，并能治水火相啮而病人也。轻狡者，迟重则殆；迟重者，不能轻狡。惟龟背腹自迟重，首尾四肢自轻狡，此所以能治中病应外，外病应中，并能治中外有病而不相谋也。衷甲者，以其坚为蔽，以其裹为卫，惟龟虽有甲而纵横成理，片片可撅，虽可撅而上下紧裹无稍罅隙，此所以能治当开不开之病，当阖不阖之病，并能治开阖参争之病也。漏下赤白，小儿囟不合，非不阖乎？癥瘕，非不开乎？痎疟，非开阖之参争乎？五痔阴蚀，非水火之相啮乎？湿痹四肢重弱，非中外病之相应乎？此《本经》之所

---

① 廋（sōu 搜）词：隐语，谜语，亦作"廋辞""廋语"。

② 踳（jí 及）驳：杂乱。踳，小步；驳，庞杂。

胪也，若《别录》之所增"骨中寒热、伤寒劳复、肌体寒热欲死、惊恚气、心腹痛、不能久立"，犹中外之相应矣。"头疮难燥，女子阴疮"，犹水火之相啮矣。虽然，举《本经》《别录》所列之证，均可不别其因，尽用龟甲治之欤？则非矣。夫龟生理之异，在乎无间水火，而人之一身无不以水火为枢机，诸证者能审明水火之参差进退以为患，则又何不可知其所主之病之别耶？盖气张而体不随之开者，此能助之开；气翕而体不随之阖者，此能助之阖。火无水养而亡命奔迸者，得此能使水存于中而招火外归；水为火格而延缘游溢者，得此能使火熄于外而引水内济，以至水停关节而火之途径难通，火燔骨干而水之滋溉难及，均藉此以交互耸动之。曰龟甲善滋阴，亦浅视龟甲甚矣！

桑螵蛸

味咸、甘，平，无毒。主伤中，疝瘕，阴痿，益精生子，女子血闭，腰痛，通五淋，利小便水道，又疗男子虚损，五脏气微，梦寐，失精，遗溺。久服益气、养神。一名蚀肬。生桑枝上，螳螂子也。二月、三月采，蒸之，当火炙，不尔令人泄。得龙骨疗泄精。畏旋覆花。

螳螂骧首奋臂，修颈大腹，二手四足，善缘而捷，以须代鼻，喜食人发，能翳叶捕蝉，深秋乳子作房，黏着枝上，即螵蛸也。房长寸许，大如拇指，其内重重有隔房，每房有子如蛆卵，至芒种节后一齐出，故《月令》云："仲夏螳螂生。"《纲目》。

螳螂作窠生子于深秋，成形出见于仲夏，可谓随阴之敛谧而藏，随阳之昌炽而出，何以《本经》《别录》所列功能，殊不与是意符也？盖螳螂本微物，而其不自量力，贾勇效能，有若强阳之不可遏者，则深秋之所藏，是令阳入阴中；仲夏之所出，是令阳从阴出也。于阴痿之候，能为益精而使生子，非其阳入阴中；于女人之病，能行血闭而不腰痛，非其阳从阴出耶？疝瘕本阴气之结，因伤中而为疝瘕，则是阳气之结矣。水道不利，本阳气不化，因五淋而水道不利，则是阳陷阴中。而此曰"主伤中，疝瘕，通五淋，利小便水道"。不可谓非使阳入阴中，阳从阴出矣。虽然，疝瘕之属伤中者，阴痿之属阳不入阴者，腰痛五淋之属阳陷于阴者，当与。凡疝瘕，凡阴痿，凡腰痛、五淋有异而后可用是物，于何别之？《别录》所谓"虚损、五脏气微"，是伤中之状也；所谓"梦寐、失精、遗溺"，是阴痿之源也。由是而推，腰痛、五淋，亦必有伤中、阴痿之象兼见焉，则其别亦既了然矣。要之，是物之气平味咸，固具下行归肾之机，其必取诸桑上者，又具自肺而下之概。一在极上，一在极下，盘旋交引，中气自得灵通，于是阳之出入，阴之阖辟，自合度焉。因是知"伤中"二字，实为诸证纲领，由中及外之病，而先转在外之枢，以定其中，是亦可谓妙于化裁矣。

石决明

味咸，平，无毒。主目障，翳痛，青盲。久服轻身。生南海。

石决明形长如小蚌而扁，外皮甚粗，内则光明焕发。一边背侧一行如穿成者，缘行列孔，以七孔、九孔者佳，一边贴于石崖之上。海人乘其不意，泅水得之，为其所觉则紧黏难脱矣。《纲目》，参《图经》。

障，目病总称也。翳多属痰，痛多属火，痰火阻于精明之道，上引之气遂不能达精明，而反达痰火，于目所以为翳痛也，此为外障。青盲则精明亏乏，无以上荣，故黑白分明，瞳子无异，直不能鉴物耳，此为内障。然是二者，致病有先后之殊，或由痰火久溷①，精明遂不上朝，或由精明衰减，痰火乘机上扰。今曰"目障、翳痛、青盲"，乃因痰火而致青盲，非因青盲而痰火窃出。石决明之粗皮外蒙，正如痰火之隔蔽；去粗皮而光耀焕发，正如精明之遂得上朝。目者，肝窍。目中精明，则肾家阴中之阳，故其光藏于黑珠之内，肝特襄以发生升举之气而奉之于目耳。是则石决明之用，不过拨芜累而发精光，乃目之曰镇肝清肺，其意何谓？

蠡鱼　鲤鱼胆

蠡　鱼

味甘，寒，无毒。主湿痹，面目浮肿，下大水，疗五痔，有疮者不可食，令人瘢白。**一名鲖鱼。生九江池泽，**取无时。

蠡鱼即鳢鱼，形长体圆，首尾相等，细鳞黑色，有斑点花文，颇类腹蛇，有舌，有齿，有肚，背腹有鬣连尾，尾无歧，形状可憎，气息鮏②恶，食品所卑。《纲目》。

鲤鱼胆

味苦，寒，无毒。主目热赤痛，青盲，明目。久服强悍、益志气。肉，味甘，主咳逆上气，黄疸，止渴。生者主水肿，脚满，下气。骨主女子带下赤白。齿主石淋。**生九江池泽，**取无时。

---

① 溷（hùn 混）：混乱。
② 鮏（xīng 星）：鱼腥味。

鲤鱼胁鳞一道，从头至尾，无大小皆三十六鳞，每鳞有一小黑点。《图经》。

二鱼在水中与其类奔突击撞，均非能安居游泳者。然鳢鱼纵遭水涸，能伏处泥中，久而不死，是其性向下；鲤鱼力跃悬流，乘雾飞行空际，是其性向上。乃鳢鱼偏主在上之水，鲤鱼偏主在下之水。何耶？夫固因其性下，故能使在上之水行；性上，故能使在下之水动也。他鱼死则鳞无光泽，惟鲤鱼虽腌而成鲊①，鳞间金色犹闪烁，是其得水之精，能资火之照者，而其胆之精气本通于目，为善治目病因水不滋而火遂炽者矣。

鲍 鱼

味辛、臭，温，无毒。主坠堕，骽蹶，踠折，瘀血，血痹在四肢不散者，女子崩中血不止，勿令中咸。

腥物欲其干，必以腌者，为盐能渗去其津液也。鲍鱼不因腌而暴干，则津液未尝渗去，故臭耳。凡鱼津液在而气臭，馁败随之，乃偏不馁败，且其味甚鲜，是明明能使不流行之津液，气变而质不变。血遭伤折，不去而瘀，非气变质不变乎！得此同类之物，鼓舞其机，斡旋其气，气仍行，血仍活矣。女子崩中血不止，是致生气于已离经而未行之血中，犹之转瘀血为活血矣。然则校是物之长，亦颇有益于人，而《素问》谓为利肠中且伤肝，则反以克削目之，其故何欤？夫《腹中论》之论鲍鱼汁，原谓其有利于肠中及肝之受伤者，正以其能使肠中津液、肝家藏血已变而未败者，皆得转死为生耳。不然，岂有气竭肝伤之病，复利其肠，伤其肝耶？

---

① 鲊（zhǎ 拃）：《释名》："以盐米酿之使如葅熟而食之也。"

藕实茎

味甘，平、寒，无毒。主补中，养神，益气力，除百疾。久服轻身、耐老、不饥、延年。一名水芝丹，一名莲。生汝南池泽，八月采。藕，主热渴，散血，生肌，久服令人心欢。

藕生池泽，以莲子种者生迟，藕芽种者易发。清明时于藕节间穿泥成白蒻①，并生二枝，一为藕荷，其叶贴水，其下旁行生藕，至四、五月复出，亦必二枝；一为擎荷，其叶出水，其一旁茎作花，花开于六、七月，有红白等色，心有黄须，须内即莲房，花褪后房中成菂②，菂在房如蜂子在窠，房枯子黑，其坚如石，八、九月收之，去黑壳，谓之莲肉。肉中生薏③，具叶二枝，从上下生，倒折向上。若种莲者，此即一为贴水，一为藕荷矣。藕色白，有孔有丝，大者如肱如臂，凡五六节。花红者莲佳，花白者藕佳。《纲目》。

荷之为物，若分析而言，根则藕与节，茎则贴水与出水，实则菂与薏，取义皆应有别，而《本经》乃概之曰"藕实茎"，一似可任其相混而不必分者，何哉？夫实之从上倒生，先具花叶之茎，而独无藕质；根之从下挺出，先成藕之质，而花最后期，虽以次长养，究一气回环，故菂莲者不能不先生藕而后发花，菂藕者亦不能不叶先苗而藕续成。是《本经》之"主补中，养神，益气力，除百疾"者，断不嫌其混；《别录》之"主热渴，散血，生肌"者，又不嫌其析。盖以气言，则菂之生藕为自阳入阴，藕之生菂为从阴出阳，阴阳回环，递相生化，

① 蒻（ruò 弱）：莲茎入泥的白色部分。
② 菂（dì 地）：莲子。
③ 薏：莲子心。

实所以开水土之黏固；花发时遇烈日则挺拔，遇阴翳则萎瘁，曳至阴以媾至阳，凝至阳而成化育，又所以联火土之相生，曰"补中，养神"，则亦何庸析也？若以血言，则花叶之得以交于阳，全藉茎藕之引于阴，藕非水不能生，茎非藕无所泡。而色赤之花，独据其物生长敛藏之会，一如中焦之受气取汁，长藕者以是而终，结莲者以是而始。故凡血以热结、津以热耗者，咸赖此布散调剂，以通彻其阴阳、交宣其水火，曰"主热渴，散血，生肌"，则又何可不析也？要之，血以气之煦，故不至滞而不行，行而妄出；气以血之濡，故不至化火劫阴，阴随火竭。然血而痼气，终成灭顶之凶；气纵耗阴，犹有遗荄之结。此水涨没荷，则根茎花叶无有不死；而水竭土坼，则仅枝叶槁而藕难卒坏。是其托命于阴，畏阴之横而不畏阳之炽，断可识矣。莲者，不偶也；藕者，不连也。藕本自连，因节界之而不连；莲本不连，因相攒聚而连。是阴阳虽出于偶奇，然实阴根于阳，阳源于阴矣。乃奇者外开而中有物；莲肉劈之，则成两瓣，而中含薏。偶者外连而中无物。是据于上者为坎，蹲于下者为离。人之身不坎系肾而离系心乎？今且反之，则所谓取坎填离，以离济坎者，两端之用已谐，其所受益自必在中，而命为补中、养神，无惭矣。刘潜江之言曰：主水土相交而出地者，阴中少阳也，其性主升，阳升而阴随之，则水气达而土气亦达，乃成上行之地道焉，斯为补中，以水得交于火也；主水火相媾而下归者，阳中少阴也，其性主降，阴降而阳随之，则火气畅而土气亦畅，乃成下济之天道焉，斯为补中，以火得交于水也。夫其钟天一之灵，以透发地二之德，自初生之蒻，以及出水之荷，无不随其茎而有经纬，随其节而有贯串，不独成藕者，脉络井然，窍穴洞彻也。且其出水生花者，由花生芷，芷生莲，莲生蕅，蕅生薏，顿具数种色相，即一花实之中，有终其水中之火以上行，始其火中之水以下彻者。盖莲从藕根抽茎开花，以至结实，皆自下而上，而实中之薏，包含根茎花叶，形复倒垂，有归根复命之义，而细验其经纬贯串，虽些微而具全体。观其始而黄，黄而青，青而绿，绿而黑，中含白肉，内隐青心，是或火土相生，土木相合，金木相媾，致水土之气达，而终其经纬条达之化，火土之气畅，而始其经纬条达之化者，皆在此一花实中，故莲实非特交水火以益土，更即土而能行水火之升降，若藕及藕节，荷叶及蒂，后人类用以活血，不知能达水中之气即是和血，血固源于水而成于火者也。达水者，自下而上，以资血之始；畅火者，自上而下，以资血之生。水气不得化而血病者，犹其从上下生一线生机，具藕全体，乃能裕血化源，为血证利益耳。

鸡头实

味甘，平，无毒。主湿痹，腰脊膝痛，补中，除暴疾，益精气，强志，令耳目聪明。久服轻身、不饥、耐老、神仙。一名雁喙实，一名芡。生雷泽池泽，八月采。

芡茎三月生叶，贴水，大于荷，皱纹如縠①，蹙衄如沸，面青背紫，茎叶皆有刺，其茎长至丈，中亦有孔有丝，五、六月生紫花，花开向日结包，外有青刺如猬及栗球，花在包顶如鸡喙，剥开内有斑驳软肉裹子，累累如珠玑，壳内白米状如鱼目，其根状如三棱，煮食如芋。《纲目》。

芡茎不弱于荷茎，其长且倍焉，然任蠖屈于水中而叶终不

---

① 縠（hú 胡）：有皱纹的纱。

离水面者，地之气能隔水以交天，天之气不能越水以交地，则承接于天者，究在水而不在土也。故夫芡开花向日，向日结包，与天上之阳相嘘吸而成实，则为秉气于阳矣。夫水中之气不能出水，又何异腰脊与膝为湿所蔽不得交于阳耶？乃芡者偏能共水外之阳，嘘吸以钟生趣，故主为湿痹、腰脊膝痛、补中。腰脊膝固皆系属水脏，而资阳气以运动者也，被水气蔽而为痛，则受阳之益而痛已矣。资始于水下之土，资生于水外之火，火土相锻则成金，而偏在水中，具坚刚之性、洁白之色，不受泥之污、日之暴，则受日暴泥污以为病者，均藉此可已。曰"除暴疾"正对"主湿痹，腰脊膝痛，补中"而言，非特能致阳于阴，并能起阴御阳也。心之志，耳目之聪明，皆阴中之生气而注于阳者，能于精中益气以交阳，则志之强，耳之聪，目之明，正有不期然而然者。特精盈而气不能摄之，以交于阳者则可，精不足而有是，则无益矣。

蓬蘽　覆盆子

蓬　蘽

味酸、咸，平，无毒。**主安五脏，益精气，长阴，令人强志、倍力、有子**，又疗暴中风，身热，大惊。**久服轻身、不老。一名覆盆**，一名陵蘽，一名阴蘽。**生荆山平泽及冤句。**

覆盆子

味甘，平，无毒。主益气，轻身，令发不白。五月采。

蓬蘽用根，覆盆子用实，本系一类而有二种。一种藤蔓繁衍，茎有倒刺，逐节生叶，叶大如掌，状类小葵，面青背白，厚而有毛，六、七月开花小白，就蒂结实，三四十颗成簇，生则青黄，熟则紫黯，微有黑毛，状如熟椹而扁，冬日苗叶不彫，虽枯败而枝梗不散者，蓬蘽也；一种蔓小于蓬蘽，亦有钩刺，一枝五叶，叶小而面背皆青，光薄无毛，开白花，四、五月结实，亦小于蓬蘽而稀疏，生青黄熟乌赤，亦颇同，冬月苗彫者，覆盆也。参隐居、《纲目》。

蓬之义为丛，《山海经·海内经》"元狐蓬尾"注。短而不畅，《庄子·逍遥游》《释文》引向注。非直达者也。《庄子·逍遥游》"夫子犹有蓬之心也夫"注。累，系也。《汉书·司马迁传》集注。案蘽，《尔雅疏》所引本草皆作藟，《诗·樛木》"葛藟累之"，《南有嘉鱼》"甘瓠纍之，释文皆云作藟。蓬蘽犹蓬累，蓬累犹扶持，《史记·老庄申韩列传》"则蓬累而行"索隐。谓其短曲相簇，《图经》云："苗短不盈尺。"牵引连属，作互为扶持之状也。其茎戟刺外锐，体质内柔；其叶厚而有毛，凌冬光泽；其花白，其气平，是皆有合于金之降。金降者，火必随，故所结之实，先青黄而后紫黯，味且酸咸，又甚有合于金曳火以归水，水承火以滋木矣。金降火归，水温木茂，上下之转旋顺常，根柢之精神牢固，不可不曰"安五脏，益精气"矣。五脏安，精气益，自然火凝于水而志强，水资于火而力倍，长阴、有子，特余事耳。曰"疗暴中风，身热，大惊"者，《别录》恐人徒认为补益之品，无与于外感而言之也，盖根固主发，如上功能虽皆比于敛藏，然以发为藏，决不至连邪气而胥敛之矣。暴中风、身热、大惊，则邪客于外，气因误治而乱于中也，譬如太阳烧针则惊，少阳吐下则惊，是邪已被劫而零落仅存矣。即用是以安扰乱之气，而不助未尽之邪，虽于龙骨、牡蛎外别树一帜，又何恶焉？特当析其火不归土，阳不就阴，斯属龙骨、牡蛎，若气不归精，则属是可耳。至覆盆子虽与是同类异物，然体状之同，固不能该其吸受之异，吸受之异却善承其禀赋之同，则其根于发中寓藏，而子即于藏中用发。夫其体状不异，花色实色并同，惟一结实于三秋，一成熟于五夏，则根之发不能禁其子之收，而收之尽为作用于下，若子之媾金体质状似金木用得气是木以归火，火金复相熔炼，自必下流，且其下流正为来年生发之基，能不谓降中有升耶！故其所主之益气、轻身正同，而力独优于令发不白，是其挽气下归，复为上发之地者，更魁群绝伦，非蓬蘽之所能及矣。

胡麻　青蘘

胡　麻

味甘，平，无毒。**主伤中虚羸，补五内，益气力，长肌肉，填髓脑**，坚筋骨，疗金疮，止痛及伤寒、温疟大吐后虚热羸困。**久服轻身、不老**、明耳目、耐饥渴、延年。以作油，微寒，利大肠，胞衣不落。生者摩疮肿，生秃发。**一名巨胜**，一名狗虱，一名方茎，一名鸿藏。**叶名青蘘**。生上党川泽。

青　蘘

味甘、苦，无毒。**主五脏邪气，风寒湿痹，益气，补脑髓，坚筋骨。久服耳目聪明、不饥、不老、增寿**。巨胜苗也。生中原川谷。

胡麻即脂麻也，有黑白赤三色，其茎皆方，秋开白花亦有带紫艳者，节节结角，长者寸许。有四棱、六棱者，房小而子少；七棱、八棱者，房大而子多，皆随土肥瘠而然。其茎高者三四尺，有一茎独上者，角缠而子少；有开枝四散者，角繁而子多，皆因苗之稀稠而然也。其叶有本团而末锐者，有本团而末分三丫如鸭掌形者，故古人多谓其种不一云。《纲目》。

胡麻，谷食也，而味甘气平臭香，悉合土之德，宜乎其主伤中，然曰"主伤中虚羸"，则似与伤中而不虚羸者无与也。虚羸与否，于伤中果有异乎？夫胃刚而静，脾柔而动，刚者主容纳，柔者主运用，中虚之病纵少容纳，但能运用得宜，未必遽至虚羸，以脾固善撮一身之阴阳，而衰益调剂之也，若运用不灵，虽容纳犹济，则不为壅阏①，必至泄澼，于是素仰资给者，遂无所藉而连比受伤，不至气馁形瘠不止。于此可见，"肌肉削、气力萎、五内损"，是脾病而非胃病，能"补五内、益气力、长肌肉"，是治脾而非治胃，冠以"伤中"，随赘以"虚羸"，非无故矣。然则胡麻之能，是为通壅阏乎，为止泄澼乎？夫壅则不泄，泄则不壅，通其壅正以止其泄耳。通其壅奈何？盖脾之职在敷布津液以上升。壅，不敷布也；泄，不上升也。气馁形瘠，乏津液也。胡麻为物，植必上旬，必截雨脚，自生及长，以至成实，遍体无不滑泽，结角上耸，虽实满而不垂，不似他谷穗中有实即俯首也。实排角中，不易剔去，须角口开，乃倒竖而抖擞之，已还丛之，三日一抖擞，四五遍乃能尽。《齐民要术》。是其饱含脂液之实，性善贴上而不肯下，恰有切于脾之用，脾用既宣，又有何壅，性善及上，乌能作泄，是以《本经》命曰"填髓脑"，又非无故矣。然则胡麻之益阴如是，而不能除烦止渴，何也？夫除烦止渴是津之用，今者所主是液之用，夫腠理发泄，汗出溱溱，是为津；谷入气满，淖泽注于骨，骨属屈伸泄泽，补益脑髓，肌肤润泽，是为液。液屈伏于极内，津宣发于极外，故生津之物，若蔗梨菱藕，其汁易出，与胡麻之液，非磨蒸挤压不得出者不同也，又乌能除烦止渴哉！虽然，

---

① 阏（è 恶）：壅塞。

参《别录》所主而稽其有互相关会者，盖津比于气，液比于血，故气行则津随，津至则气达；液充则血盛，血衰则液耗。然观"夺血无汗，夺汗无血"，血原未尝不能济津之不继，渗灌溪谷，滑泽骨节，血又乌得不泄液之有余。此金疮血去涩痛者，用胡麻止痛，是引液以补血之脱也；伤寒、温疟大吐后，用胡麻治虚热羸困，是引血济津而使与液相嘘吸也。二者势虽不同，而理则一，一者何因？阴去而阳遂困也，是仍不外冠首之"伤中虚羸"句矣。若夫青蘘自较其实轻浮而达外，藉其润泽宣发以滑利邪气之痹而不行，是可知其风寒湿痹，必腠肤燥涩而久驻不解者。

白冬瓜　白瓜子

白冬瓜

味甘，微寒。主除小腹水胀，利小便，止渴。

白瓜子

味甘，平、寒，无毒。主令人悦泽好颜色，益气不饥。久服轻身、耐老。主除烦满不乐。久服寒中，可作面脂，令面泽。**一名水芝，**一名瓜子。上既标白瓜子矣，此处何又有是句，上下必有衍文。**生嵩高平泽，**冬瓜仁也，八月采。

冬瓜三月生苗引蔓，大叶圆而有尖，茎叶皆有刺毛，六、七月开黄花，结实大者径尺余，长三四尺，嫩时绿色有毛，老则苍色有粉，其皮坚厚，其肉肥白，其瓤白虚如絮，可浣练衣服，其子在瓤中成列，霜后采之。《纲目》。

刘潜江谓：冬瓜、苦瓠皆行水，仅有宣阳、达阴之分。予则谓两物已大相径庭，两物所治，尤不可同日语。盖苦瓠苦寒，冬瓜甘寒，苦瓠之肉能干，冬瓜之肉不能干，苦瓠用瓢子，冬瓜用肉，其意固迥别矣。苦瓠治大水、四肢面目浮肿，冬瓜治小腹水胀，浮肿与水胀固皆气水兼病，然浮肿在外，水胀在内，且一能上及面目，一只下在小腹，不又分隔天渊？况一曰"下水，令人吐"，可见其水不择大小便而下，犹或不及，则在上者并自吐去，是其急疾何如？一曰"利小便、止渴"，可见必化其水，小便始利，而当其化时，犹能泌其清者上朝为津，是其宛转若何，而可一律视之欤！盖凡物之津润者，类不堪久藏，惟此届冬方采之物，自然经岁不至湿烂，譬如腌菹干肉，必以冬成，方得经久耳。然用其外廓而能化在内之气与水，何故？夫冬瓜初实，其瓢亦如一切瓜瓠，裹大津液充满无间，及其饱经霜露，瓢子空悬于中，其津液既未外泄又非内耗，乃尽湿于肉中，而昼受暴炼，夕荫露浆，已尽拔其浮浊，乃独留其精纯，斯能久而不坏也。人身津气在肌肉间者，非卫气而何？卫气者，起于下焦，上行以护卫一身，剽悍急疾，昼夜五十周，不自暂驻。冬瓜者，既挹小腹间水中之气，行于肌肉，随卫气敷布，且能上止其渴矣，其所余水能不自化，随小便以出耶？苦瓠、冬瓜功用，其分界在此，然所治之肿与胀，皆属热而不属寒，则其孚合处不可竟指为同，又不可全辟为异，以其气均寒也，至其子之治烦满不乐，则更有说焉。夫含浆裹液而生者必不乐干，然不干又不堪作种，惟冬瓜之子，初生于盛津包襯之中，续成于涨落津消之后，而以十月收采，即以十月种植，见《齐民要术》。究竟并未尝干，乃亦随即萌达，溯其在瓜之日，磬悬于中，系络于肉，足见其当津液盛涨时，能由络以输其肉，及至消落已后，又能随络以吸取于外，是其常与津液相往来，不必论其干与泽者。烦，是水之不足；满，是水之有余，能使满通于外，即已水交于内，而烦与满并除矣。其可为面泽，亦即引津外敷之效耳。

白 芥

味辛，温，无毒。主冷气。子，主射工及疰气，上气，发汗，胸膈痰冷，面黄，生河东。宋附。

白芥八、九月下种，冬生可食，至春深茎高二三尺，其叶花而有丫，如花芥叶，青白色，茎易起而中空，亦有中实而大者，性脆，最畏狂风，三月开黄花甚香郁，结角如芥角，其子大如梁米，黄白色。《纲目》。

白芥子布种于秋尽，采实于夏初，以生以长咸在冬春，而于夏秋反若无所与者，殊不知发生于冬，长养于春，皆其胚胎之际，而夏秋则其原始要终之会也。味之辛得于秋尽，气之温得于夏初，是辛感于水而生，温孕于寒而育，温不能离辛，辛不能离温，则辛温之用皆萃于水矣。辛者所以通，温者所以发。痰冷阻中，则气难横达，而一于上行为上气，气难横达，则痰冷益无所泄，而惟留于胸膈，于是碍脾之磨荡，而黄发于面。一温而胸膈痰冷无不发越，一辛而气机上逆无不宣通，皆由横达之功，并非泄降之力，故后世称其能除皮里膜外之痰，四肢骨节之痛，亦为此耳。然得谓凡痰凡痛皆可治以是欤？盖亦有界限矣。夫大则空虚，小则坚实，他物之恒情，惟白芥之茎小者反中空，大者反中实，仍系一类二种，可同为用。中空者，像痰之逼窄气道；中实者，像痰之壅肿径隧。是故用以治内，其证必兼上气；用以治外，其证必兼肿痛。则凡痰在骨节及皮里膜外之候，必里有痰而外为肿痛已久，而按之不空者，方与此宜，以是为其畛域可也。

卷　四

中品，石三味，草二十七味。

磁　石

味辛、咸，寒，无毒。主周痹，风湿，肢节中痛，不可持物，洗洗酸痟①**，除大热、烦满及耳聋，**养肾脏，强骨气，益精，除烦，通关节，消痈瘇，鼠瘘，颈核喉痛，小儿惊痫，炼水饮之令人有子。**一名玄石，一名处石。生泰山川谷**及慈山山阴，有铁处则生其阳，采无时。柴胡为之使，杀铁毒，恶牡、莽草，畏黄石脂。

磁石色紫黑而涩，其中有孔，孔中黄赤色，其上有细毛，性吸铁，能虚联数十针或一二斤刀器，回旋不落者佳。参《图经》《衍义》。

周痹不仅由风湿，风湿不尽为周痹。特肢节中痛，周痹有之，风湿亦有之，若云"风湿周痹"，则嫌于但由风湿之周痹，而无与于未成周痹，但因风湿之肢节中痛矣。周痹者，在血脉之中，随脉以上，随脉以下，遍身皆可及也，而曰"肢节中痛"，得毋无与于身欤？肢节中痛，则四末皆可及也，而曰"不可持物"，得毋无与于足欤？肢节中痛，不可持物，则暴病宿病皆可有也，而曰"洗洗酸痟"，得毋无与于新病欤？夫《灵枢·周痹篇》之言可稽也，曰"风寒湿气客于外分肉之间，迫切而为沫，沫得寒则聚，聚则排分肉而分裂也"，今不得寒则不聚，不聚则不外排分肉，而内入骨节矣；曰"分裂则痛，痛则

---

① 痟：反经堂本作"削"。

神归之，神归之则热，热则痛解，痛解则厥，厥则他痹发"，今不分裂而内向，则不热不厥，而但洗洗酸痟矣。曰"此内不在脏，外未发于皮"，此周痹、风湿所共也；曰"独居分肉之间"则与风湿不同矣。所以然者，磁石所主，既能于真气不周之证使之周，即未至于真气不周者亦治之。盖磁石者以质而论，则取其有毛之石，石中有孔，为重坠下降，自肺及肾也；以色而论，则取其石色黑，孔中黄赤而独无青，为有降无升也。自肺及肾，倘肾家不空，如石中无孔，则虽降亦无所归，此所以不能治躯体之痛矣；有降无升，倘痛在足膝，如石已至地，则于何更坠，此所以止能治肘腕中痛矣。然重坠者，仅得直行；肘腕者，理须旁及，在旁之病从直道治之，能有济耶？不知臂有六经，其在内廉则太阴为之长，在外廉则阳明最居前。太阴、阳明，表里也。太阴病，则阳明为之开其去路；阳明病，则太阴为之浚其来源。总欲使其得至胸中，则自能遂其降矣，何况肘腕之病之根，何必不在胸中，胸中通则肘腕何必不自舒耶!？曰"刺周痹者，必先循其下之六经，视其虚实，及大络之血结而不通，及虚而脉陷空者而调之，熨而通之，其瘯坚转引而行之"，而磁石则治虚之法备矣。然又谓除大热烦满及耳聋，何也？夫曰"及"，则不得作一线观，亦不得作两截观，盖凡耳聋之大热烦满者治之，大热烦满而不耳聋者亦治之，内以别于肾气竭绝之耳聋，外以别于风热暑湿之大热烦满也。听之为义，如水影物，无水而物无影，此原难复之候。有水而物无影，则由水浊；有影而并无物，则由风狂。磁石之所主，盖治水浊之痟，何者？水所以浊，或由湿蒸土浮，或由郁热水泛，而大热烦满则由肺动而肾随之，且过中不惧所主之脾，抵上不凌所畏之心，此其病似实而非实，似虚而非虚，是《经脉篇》所谓

"所生病者"也。母病本轻，缘子救而转盛；子原无病，因救母而生灾。是以手太阴之烦与心胸满，足少阴之口热舌干，遂相凑为大热烦满矣。得此以石吸金，自肺及肾之物，焉能不水静其波而归其壑，金遂其重而下溉耶？于是知《别录》所称"强骨气，除烦，通关节"，皆即《本经》之所主。其养肾气益精，乃自肾吸肺，凭恃母气之功；小儿惊痫，则金水相安，火自不炰之效；消痈脓、鼠瘘、颈核、喉痛，又水不上泛，火遂清静之功；况炼之为水，则朝肺之百脉，皆随之顺流而下溉，以养肾而荣精，能不令人有子哉？

阳起石

味咸，微温，无毒。主崩中，漏下，破子脏中血，癥瘕，结气，寒热，腹痛，无子，阴痿不起，补不足，疗男子茎头寒，阴下湿痒，去臭汗，消水肿。久服不饥，令人有子。一名白石，一名石生，一名羊起石，云母根也。生齐山山谷及琅琊，或云山、阳起山，采无时。桑螵蛸为之使，恶泽泻、菌桂、雷丸、蛇蜕皮，畏兔丝。

阳起石，云母根也。所出之山常有温暖气，盛冬大雪，独此不积，其形似云头雨脚，松如狼牙，色黄白而赤，犹带云母者为上，置雪中倏然没者为真，写纸上日中扬之，飘然飞举者乃佳。参《图经》《纲目》《庚辛玉册》。

主崩中、漏下，是欲血之止；破子脏中血、癥瘕、结气，是欲血之行。以阳起石一物而两操血之行与止，其故何欤？阳起石，云母根也。天之气交于地，而地气不应，则从乎地而生云母；天之气交于地，而地气应者，则从乎天而成阳起石。夫当氤氲相感之际，原冥漠无眹①，惟其凡感斯应，故质阴而常从。夫阳遇阳则起，惟其有茹必吐，故性阳而不离乎阴，逢阴辄消。主崩中、漏下者，起其迫血之阳而血自止，即书之于纸，见日则飞之义也；破子脏中血、癥瘕、结气者，释其凝血之阴而血自行，即纵使大雪，其处不积之义也。虽然，吐衄、便利、金疮，独不可起其阳迫而止之乎；水与血搏，内有干血，独不可释其阴凝而行之乎？奚为惟崩中漏下之止，子脏中血癥瘕结气之行也？夫以大地氤氲万物化醇之气之结，化男女媾精万物化生之处之病，既精且专，不假他求，则亦不能他及。故寒热、腹痛、无子，是子脏中阴凝而阳与争也；阴痿不起、补不足，是阴茎中阴凝而阳不起也。两者皆在交感之所，惟其不预他处病，是以能不遗本处病，可贵者惟此，期必效者亦惟此。

铁 落

味辛、甘，平，无毒。主风热恶疮，疡疽疮痂，疥气在皮肤中，除胸膈热气，食不下，止烦，去黑子。一名铁液，可以染皂。生牧羊平泽及祊城或析城，采无时。

《素问·病能篇》："怒狂者，因阳气暴折而难决也，使服生铁落为饮，以其气疾也。"《本经》铁落"主风热恶疮，疡疽疮痂，疥气在皮肤中"。一者病在内，一者病在外，其源虽同，然流之异者治必异，可以一物治之乎？夫内有热而不能化，若外有阻滞处，则归并于阻滞，随所在而成疮；若外无阻滞，表气完固，则盛壅于内，引气上逆而为怒，本固同而末亦未尝异也，不可以一物治之乎？铁落者，铁中之粗矿也，不被火锻则

---

① 眹（zhèn 振）：征兆迹象。

不出，其落愈出，其铁愈精。铁无火不精，火非铁不凝。风热恶疮，疡疽疮痂，疥，是铁之不精也；怒狂，是火之不凝也。去其粗，而精自纯，火自凝，谓为两端可哉。然则《别录》曰"除胸膈中热气，食不下，止烦"，不正与《素问》"夺其食则已"相背戾欤？夫《素问》固曰"阳明者常动，巨阳、少阳不动，不动而动大疾，则为怒狂"，非正以阳明并操巨阳、少阳之权耶？夺其食则阳明馁，巨阳、少阳得复秉其操矣；若不夺食，则以铁落下其气可也。若本不能食，而胸膈中热气亦盛，则阳明之气本非因食而旺，则虽不食，犹当下其气矣。不然则夺其食矣，又何更下其气为哉？

枲耳实

味苦、甘，温。叶，味苦、辛，微寒，有小毒。主风头寒痛，风湿，周痹，四肢拘挛痛，恶肉，死肌，膝痛，溪毒。久服益气、耳目聪明、强志、轻身。一名胡枲，一名地葵，一名葹，一名常思。生安陆川谷及六安田野，实熟时采。

枲耳实即苍耳子，茎高四五尺，有黑色斑点，叶如葵，四畔宽纽，七、八月开细白花，结实如妇人耳珰，外壳韧，刺毛密布，中列两仁，宛如人肾。《乘雅》。

苍耳枝节繁茂，离奇屈曲，末盛于本，纵横四布，似蔓非蔓，实结于巅，剖而出之，宛如人肾。肾所主者，液也。液之所至，上出于脑为髓，旁行于肢体为骨节屈伸泄泽，外行于肌腠为汗出溱溱，无非肾气所届。乃苍耳子之象肾形者，偏在其末，故能随液之所至，布气以驱风寒湿也。虽然，其味甘，其气温，谓之益液，亦何不可？仅谓能布气而驱风寒湿，视之无乃太隘耶！则补精益液之物，必滋柔，而兹则强梗也；必味胜，而兹则气胜也。且其茎枝色青，则有合于发生之木气；青中间黑色斑点，则有合于杂风寒湿。在发生中仍不碍其荣茂，故谓行精液中气以资发生则可，谓竟补益精液则不可。矧青者应风、黑者应寒，是其茎，白者应燥，是其花，举青与黑之精英，尽宣布于色白之花而成实，故曰能驱风寒湿，目之以补精益液乌乎可？是故风头寒痛者，脑间固有风，复因寒激也；风湿、周痹、四肢拘挛痛者，风寒湿着其液，窒碍其滑泽也；恶肉、死肌者，风湿着其津，腠理遂不通也。使脑髓津液中气行而不滞，去而不留，则诸患又何能不除耶？即后人所扩充，亦可以此意会悟而无不合矣。

元　参

味苦、咸，微寒，无毒。**主腹中寒热，积聚，女子产乳余疾，补肾气，令人目明，**主暴中风，伤寒，身热，支满，狂邪，忽忽不知人，温疟洒洒，血瘕，下寒血，除胸中气，下水，止烦渴，散颈下核，痈肿，心腹痛，坚癥，定五脏。久服补虚、明目、强阴、益精。**一名重台，**一名元台，一名鹿肠，一名正马，一名咸，一名端。**生河间川谷**及冤句，三月、四月采根，暴干。恶黄芪、大枣、山茱萸，反藜芦。

元参二月生苗，高四五尺，茎方而大，作节若竹，色紫赤有细毛，叶生枝间，四四相值，形似芍药，七月开花，白色或淡紫色，花端丛刺，刺端有钩，最坚且利，八月结子黑色。一种茎方而细，色青紫，叶似脂麻对生，又尖长似槐柳，边有锯齿，开花青白，子黑褐，亦如其时，根都科生①，一根五七枚，

---

① 科生：丛生。

生时青白，干即紫黑。《本草述》。

大寒者，固密严厉之寒，火气遇之则折；微寒者，轻扬飘洒之寒，火气遇之则化。苦，发气者也；咸，泄气者也。元参味苦咸而气微寒，故能于火气之郁伏者发而化之，散漫者泄而化之。其所由然，则以其根生时青白，干即紫黑耳。青白者，万物成始成终之色也，乃忽发紫赤之茎，见水火之互形，寒热之错杂，且其叶冲决四出，其花钩棘坚利，徒具伤害之态，绝无冲和之概，向所谓成始成终者，竟成寒热交战之祸灾，将不获其终。幸而火既西流，露已降白，钩棘坚利之花，仍为肃降形色而结实，不赤不紫，独得为黑，则无成有终者在此，即其根生则青白，干则变黑者，义亦在此矣。其在于人，青者，温升也；白者，肃降也。温升之气媾于上，则为肃降之资，以归于肾，倘上媾而不为之化，新者不化，陈者遂不能复上，陈陈相因，积聚于中，是其气发于阴而乱于阳，出于血分而交互于气分，故在妇人产乳之后尤多有之。惟宣其飘洒轻扬之化，则降者自降，归者自归，是元参之功，《本经》所谓补肾气者在此，《别录》所谓定五脏者亦在此矣。卢子繇曰"元参味苦为已向于阳，气寒为未离于阴。云补肾气者，是补肾气作用之枢机，非补肾脏主①藏之形质也。"刘潜江曰"元参所疗，皆本于气之化热，故为热所结之气，不限上下，不分虚实，皆可肃清矣。夫实为邪实，除邪不能全藉元参，则假元参化气之并于邪者；虚为正虚，补虚尤不可全藉元参，则假元参助气之歉于正者"。惟然，故凡血液、痰饮、六淫、七情，已离乎阴，未尽着于阳，趋于热，遂与热俱化者，服此能使化于热者仍转，趋于阳者仍

---

① 主：反经堂本作"生"。

归，邪势不能诱引正气为附从，正气即能抵拒邪气之侵犯，此《别录》所列功能，均可以此义裁之矣。

秦艽

味苦、辛，平，微温，无毒。**主寒热邪气，寒湿风痹，肢节痛，下水利小便，**疗风无问久新，通身挛急。生飞鸟山谷，二月、八月采根，暴干。菖蒲为之使。

秦艽根土黄色，而罗纹相交纠，长一尺以来，粗细不等，枝干高五六寸，叶婆娑连茎梗俱青色，如莴苣叶，六月中开花紫色，似葛花，当月结子，以文左旋者为良。《图经》。

秦艽"主寒热邪气，寒湿风痹"，且将胥六淫而尽治之，所不及兼者惟燥耳，其所造就抑何广耶？夫是条之读，当作主于"寒热邪气"中下水利小便，又主于"寒湿风痹肢节痛"中下水利小便。盖惟寒热邪气证，可以下水利小便愈者，无几；寒湿风痹，肢节痛证，可以下水利小便愈者，亦无几。此秦艽之功，殊不为广，然必于两证中求其的可以下水利小便愈者，而后秦艽之用得明，则已费推敲矣。况下水利小便，复不得作一串观，是秦艽所主确亦实繁且殷也。凡苗短根长之物，皆能摄阳就阴、凝阳于阴，如远志者可验，特彼则着于神志，兹则隶于六淫。着神志者，摄火于水而精自灵动；隶六淫者，化邪于水而溺自流通。惟测识其有水可以化邪，此邪能从水化；有溺可以泄水，此水得随溺通，斯秦艽之用方无误也。但属寒邪，虽有水气，只可使水从寒化，不得化寒为水，如小青龙汤证、真武汤证是也；风寒湿三气杂至，合而成痹，其骤者，虽有水气，亦只可令从温泄，不得化水而泄，如白术附子汤证、甘草附子汤证、桂枝附子汤证是也。惟寒邪已与热搏，其势两不相下，兼有水停于中，是其趣向本亦将从水化，与夫痹已经久，但行于外而绝于中，则均当使其合一，就而下之，纵使小便不利，亦自能去。不然"寒热邪气"之下，何以不系他证，而"肢节痛"亦寒湿风痹所固有，亦何必更系此三言于下耶？特通身挛急之候，则不必更论其新久，以寒湿风气既遍于身，则已与中联络，遂不得俟其但肢节痛而后与秦艽，以秦艽原罗纹密织遍网合身也。后世以之治黄疸，是寒热邪气中有水之明验；以之治烦渴，是寒湿风痹中有热之确据。

白　芷

味辛，温，无毒。主女人漏下赤白，血闭，阴肿，寒热，风头侵目泪出，长肌肤，润泽，可作面脂，疗风邪，久渴吐呕，两胁满，风痛，头眩，目痒，可作膏药面脂，润颜色。一名芳香，一名白茝①，一名䕆，一名莞，一名苻蓠，一名泽芬，叶名蒚麻，可作浴汤。**生河东川谷**下泽，二月、八月采根，暴干。

当归为之使，恶旋覆花。

白芷根长尺余，白色，粗细不等，枝干去地五寸已上，春生紫叶，相对婆娑，阔三指许，花白微黄，入伏后结子，立秋后苗便枯，以黄泽者为佳。《图经》。

苗短根长，本主摄阳入阴以行阴中之化，远志、秦艽莫不如是，惟白芷则以其味辛色白，性芳洁，而专象阳明燥金，故宜归阳明。第阳明主肠胃，为秽浊之所丛集，而性洁者喜行清道，则其最相近而相隶属者，莫如血海，故其用为入冲脉为之行其阳，用以去其秽浊芜翳，阴之既成形者。水火之属，血也，

---

① 茝（zhǐ只）：《玉篇》："香草。"

泪也，涕泗也，津也，溺也。今观夫水，一若流行坎止，任其自然，绝无为之推挽者。然试思其所处之势，或平坦旷荡而常停不动，若无风以澄泌其间，则凡纳垢入污，必不终日而泥滓腾扬、淤浊泛滥；或高下悬绝而倾泻无余，诚有风以宣障其间，则仍能倾者平、泻者蓄，如潮汐之逆行，如东风之溢涨，则亦可知其故矣。"女人漏下赤白，风头侵目泪出，肌肤枯槁"，非水无风以宣障耶？"血闭，阴肿，寒热"，非水无风以澄泌耶？是皆阳明血分所属，上则阳明经脉所及，下则冲任所行也。虽然，冲任者上行，阳明者下行，以为有所隶属，是何言欤？盖惟其相并而相违，斯可以为节宣，若相并而相顺，则直推送已耳，故《素问·骨空论》之述冲脉也，曰"挟少阴而上行"，二十八难之述冲脉也，曰"并足阳明之经，夹脐上行"，惟其相违乃所以相摄，且此以论脉络而无与于药也。若夫白芷辛温，则其气味为上行，苟并脉而论，则阳明下而此则上，冲脉上而阳明偏下，一顺一逆之间，可见阳明能致冲脉不咸①，而白芷则宣阳明之流，是漏下赤白者，阳明秽浊坠于冲，而冲遂为之逆也；血闭、阴肿、寒热者，冲脉气盛，阳明不能胜也。冲脉能鼓阳明之气于上以和阴，则自无风头侵目泪出之疴；阳明能运冲脉之血于外以和阳，则肌肤自长而润泽。是白芷之用，为其善致阳明之气于冲脉，善调冲脉之血随阳明，而其功只在去阳明之浊翳，致冲脉之清和矣。

淫羊藿

味辛，寒，无毒。主阴痿，绝伤，茎中痛，利小便，益气

---

① 咸：于义不通，疑为"藏"形近之误。

力，**强志**，坚筋骨，消瘰疬、赤痛，下部有疮洗出虫。丈夫久服令人无子。**一名刚前。生下郡阳山山谷。**薯蓣为之使。

　　淫羊藿生大山中，根紫色有须，一根数茎，茎如粟秆而细如线，高一二尺，一茎三桠，一桠三叶，叶长二三寸如杏叶，青色，又如豆藿，面光背淡，甚薄而细齿，有微刺，四月开白花，亦有紫花者，经冬不彫，生处不闻水声者良。参《图经》《纲目》。

　　诸疏《本经》家类视阴痿为阳不充，淫羊藿之性偏寒则难于置说，以故改寒为温，辛温之物治阴痿固当矣，不知于"阴痿、绝伤、茎中痛、小便不利"亦有当否耶？夫"绝"之训为过，《后汉书·郭泰传》注。阳过盛，阴不得与接，阴过盛，阳不得与接之谓也；又训为断，《广雅·释诂》。阳道断不得至其处，阴道断不得至其处之谓也。假云阴过盛阳不得与接，则茎中痛；云阴道断不得至其处，则小便不利，有是理乎！阴痿、绝伤、茎中痛、小便不利者，阳盛于下，阴不能与相济也。阳盛则吸水以自资，故小便不利；阳壅则溺道阻塞，故茎中痛。淫羊藿为物，妙能于盛阳之月开白花，是致凉爽于阳中也。其一茎之所生必三枝九叶，是导水联木以向金也。一，水数。三，木数。九，金数。导水以接火则火聚，联木以生火则火安，致金以就火，则为火劫而停者，皆应火金融液而下游。火聚则阴不痿，火安则茎中不痛，傍火之物下流则小便利，不可谓无是理也！"益气力、强志"正与远志之强志、倍力对，彼则阳为阴翳，此则阳盛格阴；彼去翳而阳光舒，此阴入而阳光敛。阳舒则力宽裕而优厚，故曰"倍"；阳敛则力宛展而不衰，故曰"益"。《本经》之所主皆有理可通，若云性温主真阳不足，纵使有说能辨，亦决不得一线贯注如此，即如《别录》所载瘰疬、赤痛能消，下

部有疮能洗出虫，又岂性温补真阳者可为力哉？是以"丈夫久服令人无子"，必更为"有子"而后可通矣，明者自能稽之。

狗 脊

味苦、甘，平、微温，无毒。主腰背强，关机缓急，周痹，寒湿膝痛，颇利老人，疗失溺不节，男子脚弱，腰痛，风邪淋露，少气，目闇，坚脊，利俯仰，女子伤中，关节重。**一名百枝**，一名强膂，一名扶盖，一名扶筋。**生常山川谷**，二月、八月采根，暴干。萆薢为之使，恶败酱。

狗脊根黑色，长三四寸，大两指许，或有金黄色毛，或有硬黑须簇之。大似狗之脊骨，肉青绿色，苗尖细碎，青色，高一尺以来，叶两两对生，正似大叶蕨，又似贯众，叶细而有齿，面背皆光。参《图经》《纲目》。

凡兽之脊，负重者，坳贴而不挠；行远者，平挺而矢发绝；有力者，穹突而倾前。狗则便儇①狡捷之尤也，故其脊坳突随时，折旋任意，奔窜则挺，捕逐则倾，回转如风，蹲起如浪，乃草之根有以似其形，则能通关节可知矣。黑主肾，青主肝，肾者作强之本，伎巧所由出；肝者罢极之本，屈伸所由发。相连而周运一身，出于下者为坚强，出于上者为便捷，乃草根之皮肉有以似其色，则能利机括可知矣。人之脊为骨之长，凡骨之屈伸以节，节之能屈伸以脱，脱则屈伸之机括究在筋而不在骨，惟脊寸寸有节，节皆不脱，仍能屈伸，是骨也而含筋之用，为一身关机之所属。狗脊者，皮黑肉青绿，律以肝主筋、肾主骨之义，绝似骨含筋用。周痹者，风寒湿之气，内不在脏，外

---

① 儇（xuān 宣）：敏捷。

未发于皮，致真气不能周也，故其治在刺法，则痛从上下者，先遏其下，后脱其上；从下上者，先遏其上，后脱其下，是截其流以探其源。狗脊之所治，腰背强，是其源；关机缓急、寒湿膝痛，是其流。关机缓急，所谓左缓右急、右缓左急者也；寒湿膝痛，所以别湿热膝痛、风湿膝痛也。夫众痹之痛各在其处，更发更止，更起更居，以右应左，以左应右，是以不得为周，今曰"关机缓急"，则非以右应左、以左应右矣，曰"寒湿膝痛"，则必更发更止、更起更居，各在其处矣。故"关机缓急"冠于"周痹"之前，而"寒湿膝痛"系于"周痹"之后，以明寒湿膝痛之非周痹，惟关机缓急乃为周痹，而腰背强，则狗脊之主证，为两病之所均有也。此《本经》之最明析周详，遥应《灵枢·周痹篇》，黍铢无漏者也。虽然，味苦气平，则性专主降，惟其苦中有甘，平而微温，乃为降中有升。降中有升，是以下不能至地，本专主降，是以上不能至天，而盘旋于中下之际，为活利之所凭藉，非补虚，亦非泄邪，有邪者能活利，无邪者亦能活利，是以"颇利老人"句着于周痹膝痛两证之外，以见其不专治邪耳！其《别录》以疗失溺不节，更治男女有异，何也？盖溺虽出于膀胱，而启闭由于肾，启闭之以时，犹关节之以利，利者过利，必有不利者过于不利；利者以时，则不利者利矣。所以然者，肾固主藏五脏六腑之精而敷布于周身百节者也，故以启闭之机关，可验屈伸之机关；以屈伸之机关，可揣启闭之机关。用是知狗脊所治之失溺不节，必机关有倔强之萌者矣。治痿者独取阳明，阳明者主宗筋，宗筋主束骨而利机关，病涉宗筋，男女自应有别，脚弱俯仰不利，痿之似而缓急之根；关节重，则痹之似而亦缓急之根，其源于湿一也。特宗筋纵者，其病也疾；宗筋缩者，其病也徐。故男子用狗脊，遇弱而无力即应投之；女子用狗脊，虽至关节已重，可也。

茅　根

味甘，寒，无毒。主劳伤，虚羸，补中，益气，除瘀血、血闭、寒热，利小便，下五淋，除客热在肠胃，止渴，坚筋，妇人崩中。久服利人。**其苗主下水，一名兰根，一名茹根，一**名地菅，一名地筋，一名兼杜。**生楚地山谷**田野，六月采根。

茅春生苗，布地如针，三、四月开花作穗，茸白如絮，随结子，至秋乃枯，根牵连长冗，经寸成节，柔白如筋，甘甜如蔗，干之夜视有光，腐则变为萤火。《乘雅》，参《崇原》。

王辅《嗣易》注："茅之为物，拔其根而相牵引，故曰茹。茹，相牵引之貌。"今观夫茅皆生坟壤，凡欹倾处有茅则不崩溃，以其互相牵引，能使土相属也。低洼积水之地则不生，有茅处则不积①水，以其体滑能泻水也。然生于燥土而偏多津，荣于春夏而偏色白，花茸茸然白而有光，偏开于初夏，叶枯后犹挺然殷赤，虽至得火即燎亦不萎，是其于至阳中得浓阴，于至阴中得坚阳。惟其于至阳中得浓阴，故凡劳伤、虚羸证中，能为之补中益气也；于至阴中得坚阳，故凡瘀血、血闭证中能为之除寒热也。夫劳伤、虚羸之须补中益气者，定系火烁夫土，而土不黏；瘀血、血闭之能为寒热者，必是阳翳夫阴，而阴不服。土不黏即崩析之初阶，阴不服即战阳之著象。得生于刚土，十百比连，互相牵引，而多津之物，使阴行于中，阳散于外，斯土遂受益而成发育之功，阴得和阳而解斗争之扰。名曰补虚，非补虚也，济阴气于阳中，则阳自不偏刚而不能化气耳；名曰

---

① 积：反经堂本作"渍"。

通血，非通血也，和阳气于阴分，则阴自不蓄怒而与阳相争耳。不然，《别录》是为《本经》点睛者也，其应"劳伤、虚羸、补中、益气"，则曰"除客热在肠胃，止渴，坚筋"；其应"瘀血、血闭、寒热"，则曰"妇人崩中"耳。利小便者，即其不受积水之能事，其苗下水者，即利小便之尤有力耳。

刘潜江云：白茅初春而芽，届夏而花，用其根，采以六月，岂非以其始于木，畅于火，成于土乎？故味为甘，甘者专乎土也，然当火土司令时，偏不禀其燥热，而独全其甘寒，是能于至阳中禀清和之阴，即以清和之阴转达其至阳之化者也。观《本经》所主，非以其裕阴和阳乎？固非谓其以通利为能，然亦不以止畜为功，盖其能行能止者，皆阳从外而依阴，阴从中而起阳，流行坎止，得应自然之节耳。即谓其甘寒能和血，血和而通塞不爽其度者，犹浅之乎视先圣之言也。其扼要只在热散而阴和，阴和而阳愈宣，盖在天之阳，无阴则无以化，犹在地之阴，无阳则亦无以化也。

前　胡

味苦，微寒，无毒。主疗痰满，胸胁中痞，心腹结气，风头痛，去痰实，下气，治伤寒寒热，推陈致新，明目，益精。二月、八月采根，暴干。半夏为之使，恶皂荚，畏藜芦。

前胡春生苗，青白色似斜蒿，初出时有白芽，长三四寸，味甚香美。苗高一二尺，叶如野菊而细瘦，七月内开黲①白花与葱花相类，又类蛇床子花，八月结实，青紫色或皮黑肉白，有香气。《图经》，参《纲目》。

---

① 黲（cǎn惨）：暗色。《广韵·感韵》："黲，暗色。"

陶隐居曰"柴胡、前胡为疗，殆欲同之"。李濒湖曰"柴胡主升，前胡主降，为不同"。予[①]谓：言其同，正足见古人立言深浑，言其升降有殊，虽亦未可厚非，然立言之旨不如古人，亦于此可见。盖二月生苗，初出时有白芽，七月开花，气香味苦，两物正同，故其去结气、除痰、推陈致新、明目益精亦同，惟柴胡主肠胃中结气，前胡主心腹结气，柴胡主饮食积聚，前胡主痰满、胸胁中痞，足以见柴胡之阻在下，前胡之阻在上，在下则有碍于升，在上则有碍于降，去其阻而气之欲升者得升，欲降者得降。但举目前而名之，曰升曰降，于理固不为悖，特其功能并不在升与降，效验乃在升与降耳。夫在下之阻，必系阳为阴遏，柴胡之治能畅阳而仍不离于阴，故阴亦得随阳而畅；在上之阻，定因阴不从阳，前胡之治能化阴而复不扰夫阳，故阳亦得同阴以化。阳畅则升，阴化则降，迹虽异而理则同。命之曰同，诲后学之真挚也；命之曰异，启后学之警悟也。吾辈从事于此，正宜领其启迪之益，虽然，为学贵有心得，主持勿眩陈言。前胡主治以"疗"字系"痰满"于前，以"治"字格"伤寒"于后，得无痰满云云者，皆非外感，伤寒云云者，皆非内因欤？而云"风头痛"则仍不离于外因，云"推陈致新"则仍不离于内积也。夫阴随阳化，阳从阴降，是为胸中太和之气。痰者，阳为阴裹，阴从阳滞也，至满于胸胁以为痞，结于心腹而阻气，在内无同心协力之气以拒邪，则在外自有阴寒肃厉之气相干犯。是内因者，即招外邪之根柢；外邪者，即托内因之枝节也。前胡既能以仲春发育之气化阴寒为温煦，复能以初秋凉爽之气不使阳炽阴穷，故相裹而不相离，相持而不相下者，

---

① 予：原作"子"，据反经堂本改。

得此遂相和洽而无相夺伦，痞者为之开，结者为之解，固无论矣。即缘内乖所招外侮，既无根柢可凭，更于何处托迹？曰"风头痛，去痰，下气，治伤寒寒热，推陈致新"，言惟痰气在中，斯风得乘之而为头痛；惟宿热在内，斯寒得与相争而为寒热，去其在里之勾引，而在外者自无所容。是治字者界于两语之中，以为间隔，非提曳全文而为领袖也。然则所谓"伤寒寒热，推陈致新"者，得无嫌于推去旧热，招引新寒乎？夫惟服攻下之剂，方能推送在中陈腐，新邪遂乘而内入，前胡气味形体均在解散之列，焉能引邪入里？推陈致新者，解散相因积聚之热，招徕新化和煦之阳，使拒外相侵陵之寒之谓也。

白　鲜

味苦、咸，寒，无毒。主头风，黄疸，咳逆，淋沥，女子阴中肿痛，湿痹，死肌，不可屈伸起止行步，疗四肢不安，时行腹中大热，饮水大呼，"欲走"二字应在后。小儿惊痫，妇人产后欲走"欲走"二字应在前"大呼"后余痛，**生**上谷川谷及冤句，四月、五月采根，阴干。恶螵蛸、桔梗、茯苓、萆薢。

白鲜苗高尺余，茎青，叶稍白如槐，亦如茱萸，四月开花，淡紫色似小蜀葵，子累累如椒，根似蔓菁，皮黄白而心实，其气息都似羊膻。《图经》。

凡草之根，多于花实后，津气返本，方自坚实，独白鲜于花实后则虚耗，岂非取其极升长时津气反下行乎！凡草之气，无论香臭腥臊，多发于枝叶花实，独白鲜藏膻气于根，岂非取其剔幽隐之邪乎！故气之因下蔽而致上泄，病之因内不通而致外结窒者能主之。盖物莫能两大，优于此必绌于彼，头面多汗，咳吐痰涎，究竟所去者少，小便不通不爽，讵非所壅者多？此黄疸、淋沥所由成，惟极于上者能使之下，斯上者解而下者亦解矣。且治病之法，两源而归并一处，则当两路剿除；两歧而共出一源，则须直探一致。今内之结肿能缘隙而外溢，外之强直不得破结而内讧，此女子湿痹、死肌、不可屈伸起止行步，只源于阴中肿痛者，可以专攻其内而外自解也。凡上扰者多风，则下结者为湿；内壅者惟热，则外溢者是风。臭之膻者本属风，既已藏于根柢，则可除上冒外迸之风；味之苦者本化燥，气之寒者本已热，既已托于体质，则可除内郁下蔽之湿热。此其所致虽有两途，然湿热遏甚而拒风，风气阻碍而生湿热，在白鲜功用原可视同一辙，此四肢不安、小儿惊痫、妇人产后余痛之属风，时行腹中大热、饮水大呼欲走之属湿热，不妨举一物而尽治矣。

萆 薢

味苦、甘，平，无毒。**主腰背痛，强骨节，风寒湿周痹，恶疮不瘳，热气**，伤中恚怒，阴痿，失溺，关节老血，老人五缓。一名赤节。**生**真定**山谷**，二月、八月采根，暴干。薏苡为之使，畏葵根、大黄、柴胡、牡蛎。

萆薢作蔓生，苗叶俱青，叶作三叉，似山薯，又似绿豆叶，花有黄红白数种，亦有无花结白子者，根黄白色多节，三指许大。茎有刺者，根白实；无刺者，根虚软。软者为胜。春秋采根，暴干。《图经》，参《唐本》。

或谓刘潜江于萆薢约"化阴导阳"四字为宗旨推而广之，诚得左右逢源之妙。不知萆薢何以为化阴导阳，而《本经》《别录》所主，何因可以化阴导阳愈也？予谓：能化阴者，以其或不花而实也；能导阳者，以其根多节也。夫物之与气必相感化而发，又必相感化而藏，感化之候即其极荣之际，草木当花，非其时乎？而萆薢者不硁硁①于花，亦不硁硁于不花，即花亦其色不一，均无碍得成归根复命之实，味苦秉火，气平秉金，金火相媾，其所趋向，盖不问可知其必在阴矣。何况节之义为阳出于阴，阳阻于阴而终能上出，又且迭出迭微，阴阳因得相称，是其象明着于节卦，犹不可为趋于阴而化，导于阳而伸证耶？是故化阴能使阴气化也，导阳能使阳气伸也。腰背痛、骨节不强、阴痿、失溺、老人五缓，非阴不化而阳不伸乎？风寒湿周痹及恶疮不瘳之热气、伤中、恚怒、关节老血，非阳不伸而阴不化乎？若恃他物，则化阴者未必能导阳，导阳者未必能化阴，纵兼取而并收焉，亦已彼此各效其长，而不能一气联络矣，又何以利机缄、调缓急耶？惟导阳即以化阴，化阴即以导阳，斯视阴阳如一气，平偏侧为太和，而止者自行，行者自利矣。善夫！潜江之言，谓萆薢为足三阴药，而足三阴即足三阳化原，如阳虚则阴必实，能化阴而导阳以达，讵非补阳之助乎！若阴亦不足难遽补阳，亦惟益其阴气而借化阴者以导于阳耳，更如益血而不有此以化阴导阳，则骤补之血不将与亢阳扞格乎！故亦须是以转其枢，盖肾为至阴，脾为太阴，而肝则阴中少阳，《经》所谓一阴为枢者，固化阴导阳之关键也，即如后世咸谓此能分清浊。夫阴化则清升，阳导则浊降，故能止小水之数，又疗小水数而茎中痛，是非其化阴而清升者，乃所以止便数，导阳而浊降者，乃所以疗茎痛乎？然又何以见其入足三阴也？夫有花有实，有茎有叶，而独用其根，故有以知取其入下矣。况茎有刺者根白实，茎无刺者根虚软，而虚软者为胜，不更可

---

① 硁（kēng 坑）硁：形容浅薄固执。

知取其松发于内而条贴于外哉。抑其团结于下而扶疏于上，又确然其根与茎之概，且叶必三叉，则其底里之具于中，效验之着于外，舍足三阴其孰克似之。即其化阴而不致阴亏，导阳而不使阳亢，亦于此可寻其端矣。

大 青

味苦，大寒，无毒。主疗时气头痛，大热，口疮。三月、四月采茎，阴干。

大青春生青紫茎，圆似石竹，高二三尺，叶长三四寸，面青背淡，对节而生，八月开小花成簇，红紫色，似马蓼亦似芫花，结青实大如椒颗，九月色赤根黄。参《图经》《纲目》。

时气头痛、大热，所谓太阳病不恶寒者也。太阳病不恶寒者，得有口渴，不得有口疮。口渴者，热只在气分，口疮则热于依形矣。《金匮真言论》曰"中央黄色，入通于脾，开窍于口，藏精于脾"，是口疮者，热依脾胃也。巢氏曰"发汗下后，表里俱虚，毒气未尽而熏于上，故喉口生疮"，则口疮者不得发于病初起时，是头痛、大热、口疮为发汗下后，病仍不去，牵连表里之候，非太阳初得病即能并见此也。大青所以治此者，为其青叶发于紫茎，紫花结为青实，紫者火依于水之象，青则从内达外之色，故能使在内附于津液之热倾里透达也，且其开花以八月，结实以九月，而采之以三月、四月，是取其锋涌外出之气，不发泄于草而发泄于人身也。况其实见霜便赤，又可见热在内蒸腾外出，倘遇寒遏而热势益剧，至成斑疹，或为喉痹者，亦惟此能发之矣。

恶 实

味辛，平。主明目，补中，除风伤。根、茎，疗伤寒寒热，汗出中风，面肿，消渴，热中，逐水。久服轻身、耐老。生鲁山平泽。

恶实即牛蒡子也，一名鼠粘子。三月生苗，起茎高者三四尺，叶大如芋叶而长，四月开花成丛，淡紫色，结实如栗球而小，萼上细刺百十攒簇，一球有子数十颗，其根大者如臂，长者近尺，其色灰黩，七月采子，十月采根。《纲目》，参《图经》。

恶实明目以象形也，其象形奈何？则以其壳象目之胞，胞上有刺象目之睫。然则谓补中、除风伤何也？夫以恶实明目，正为其能补中、除风伤耳。风气通于肝，风伤即肝伤，肝伤则中无所疏泄而亦伤，中伤斯上注之气不精，而目之明减矣。恶实以木气盛时生苗起茎，以初交火令开花紫色，不正似肝家升发之气，挟血上注为精明乎？在水谷之气，其升发精微也，亦赖以清浊攸分而不混，是中之受益固已多矣。能不谓因除风伤而补中，因补中而目明乎？虽然，此皆风伤已后，阴阳乖错情景也，不审知风伤当时形状，何以见目之不明，中之不足由风伤乎？夫风伤时形状非他，即下文根茎之所主是已。伤寒寒热、汗出，内风与外邪相搏，两不相下也；中风面肿，内风不受外风也；消渴、热中、逐水，内风、外风相拒难解，遂化热而致水涨也，此非皆本身风气受伤之源耶？味辛者擅通，气平者擅降，况是开花结实后，气已退藏于密，将为他日生发之基者，其能不使内风受驱逐外风之伤，而使外风遂无所应，不能内侵以为伤，又何疑矣？后世不用根茎，惟取其实以治若此等证，于理虽亦有可通者，但欲述是物之所以然，不得不如是界域分明耳。

水 萍

味辛、酸，寒，无毒。主暴热身痒，下水气，胜酒，长须发，**止消渴，下气，以沐浴生毛发。久服轻身。一名水花，一名水白，一名水苏。生雷泽、池泽，三月采，暴干。**

水萍俗名浮萍，季春生池泽止水中，或云杨花所化。一叶经宿即生多叶，叶下有微须，即其根也。有背面皆绿者，有面青背紫赤若血者，谓之紫萍，入药为良。《纲目》。

时至季春，天气晴暖，杨花始飘，萍非必生于杨花，然适生杨花后，暖气正盛，晴爽方多，阳欲毕达，以隔水而未谐；水欲涨溢，以值旱而未得。《夏小正》"三月时则有小旱，四月越有大旱"。乃不生于流水而生于止水者，以流水顺化，止水轧化。轧化正以其隔阳气也，隔阳气何以生萍？则以值旱而水不得涨溢也，故其为状，外贴水面，内含血络，乘夫阳而发于阴，引水气而交于火，转不相续为联络，致两相拒为成和，故能于人身凡水不化于阳，而外不得泽肌腠，上不得润咽嗌，下不得通调膀胱，为暴热身痒、水气、消渴者，使阴际阳而化，火交水而和，上奉下通，外弥遍体，且不特沦浃无间，即须发亦藉此以郁葱蓬勃矣。独谓其胜酒，酒气悍以清，能后谷而入，先谷而液出，且更胜之速，何如也？夫"胜酒"两言，列于暴热身痒、下水气、长须发、止消渴之间，可见其行于外，行于下，能不让酒之速。特酒以气为用，则热与水虽去而气亦伤，故凡酒后溺多汗多者口必渴；萍则以质为用，热与水去而阴液反裕，并能止消渴。亦可知萍之贴水而平，能使水气生动而不使水气消耗，观于暴萍者，必下承以水始得干，萍干而水不耗，不可识其性耶？

地 榆

味苦、甘、酸，微寒，无毒。主妇人乳痓痛，七伤，带下

病，**止痛，除恶肉，止汗，疗金疮，**止脓血，诸瘘恶疮，热疮，消酒，除消渴，补绝伤，产后内塞，可作金疮膏。**生桐柏及冤句山谷，**八月采根，暴干。得发良，恶麦门冬。

地榆宿根三月内生苗，初生布地，独茎直上，高三四尺，对分出叶，叶似榆而稍狭细长，如锯齿状，青色。七月开花如椹子，紫黑色，根外黑里红似柳根，道家烧作灰能烂石。《图经》。

凡物之色，赤应火而黑应水，何以火诚赤而水无色也？人之身，气似火而血似水，何以血反赤而气无色也？夫亦所谓积厚流光耳。星星之燃于灯烛，涓涓之盛于杯杓，又何尝赤，又何尝黑？惟其勃发燎原，回光返照，斯不胜其赤；幽元深邃，蓦地无见，乃不胜其黑。试分之挹之，犹赤固非赤，黑亦非黑，是故无色乃色，有色乃非色也。人色之着于形体何？莫非以赤验火，以黑验水，至于周流之气血，不有火盛而血益赤，火衰而血遂淡乎？是知有色者系火胎水中，无色者乃水交于火，以故气鼓血行，血随气顺，为生人之符，气违血散，血窒气壅，为病人之本。地榆之根，黑外赤内，水火不相入，而偏际风木之极盛时生三月，遇风木之受制时荣七月，不似气血之相违，乘间插入风邪以为病，乃转能化风气为生气，以开紫黑色花，遂可验气已入血、血已随气耶！夫紫黑固水火相间之色也。妇人乳病甚多，此"乳"字当作生产解，汉以前生产皆谓为乳。曰产后者，始自《金匮要略》也。不被风者不痉，《金匮要略》曰："新产血虚，多汗出，喜中风，故令病痉。"痉不必皆痛，故产后痉不必尽可以地榆治，惟痉而且痛，乃地榆所专主也。以是推之，七伤、带下病亦非风不痛。巢元方曰："妇人带下六极之病，脉浮则肠鸣腹满，脉紧即肠中痛，脉数则阴中痒痛生疮，脉弦则阴疼掣痛，浮紧数弦皆有风象者也。"

则地榆者不治别因之带下，并不治七伤、带下病之不痛者，惟能为七伤、带下病止痛，又可见矣。何况血去气散，风乘虚入，而为恶肉；风乘营卫之相遭，而鼓荡为汗；金疮被风，而痛不可瘳，不皆为地榆所属耶？《别录》之"止脓血，诸瘘恶疮，热疮，产后内塞，作金疮膏"，皆于《本经》推类言之，惟"消酒，除消渴，补绝伤"，则其义若别有在者。然气盛而鼓风入血，何异血虚而风乘以入；风入而更耗其血，何异风入而大耗其津液；风横梗于气血之间，何异气血之不相续。则仍是血虚气违为根本，风气搅扰于其间乃为病，而治之以化风气为生气，致气血使调和，得巽而相入矣。

泽 兰

　　味苦、甘，微温，无毒。主乳妇内衄，中风余疾，大腹水肿，身面四肢浮肿，骨节中水，金疮，痈肿，疮脓，产后金疮内塞。一名虎兰，一名龙枣，一名虎蒲。生汝南诸大泽旁，三月三日采，阴干。防己为之使。

　　泽兰生水旁下湿地，二月宿根再发，紫茎素枝，赤节绿叶，叶对节生，光泽有歧，八、九月渐老，枝头成穗，作花红白，状似鸡苏，久之花瓣转白，绒裂如球，球中有子一粒，绒着子上，色黑味苦，臭香气烈，即千金花也。佩兰、泽兰同类异种，但以茎圆节长而叶光有歧者为佩兰，茎微方节短而叶有毛者为泽兰，气味俱疏淡而功用自别。《乘雅》。

　　紫者，水火相间也；白者，气也；赤者，血也。紫茎素枝赤节，明明水火相混于内，逼气于外，有血为之阻也。诚如此者，阻于中，则为大腹水肿；阻于外，则为身面四肢浮肿；阻于躯体，则为骨节中水。若泽兰者，虽已如是，乃非特不阂其生全，且难禁其芳烈，而色绿光泽之叶相对以生，层出无已，复开花成实焉。可谓钟生气于血阻气滞所成之水肿，使阻阂自阻阂，生发自生发，而水肿自能消解者非耶？虽然，血何以阻气，气何以为血所阻？盖气伤而无以推行夫血，则血滞；血伤而无以滑泽夫气，则气阻。气已阻矣，而血复隔阂之，几何其不化水而成肿也？故乳妇内衄、中风余疾，皆气血并伤之余，复气伤未至馁败，血伤未至枯涸，则纷纷零乱之气血，踞于流行之衢，横于四达之隘，而血阻气滞，气阻血滞，实不足也，而已翻成有余，既无从下，又不可补，舍象形之物致生气于其中，而谁恃哉！再征之以金疮、痈肿、疮脓，亦复何异，皆为其虚中有内塞之者耳，火衰则化水，火盛则化脓，曾无甚分别也。

高良姜　红豆蔻

高良姜

大温。主暴冷，胃中冷逆，霍乱腹痛。《别录》。

红豆蔻

味辛，温，无毒。主肠虚，水泻，心腹搅痛，霍乱，呕吐酸水，解酒毒，不宜多服，令人舌粗，不思饮食，是高良姜子也。宋附。

高良姜春生茎叶如姜苗，而大瘦如碧芦，高一二尺许，花红紫色如山姜花，春末始发，初开花抽一干，有大箨①包之，箨坼花见，一穗数十蕊，鲜妍如桃杏花色，蕊重则下垂如葡萄，

---

① 箨（tuò 拓）：原指竹笋上一片一片的皮，此处指包裹在花外面的皮。

又如火齐璎珞①，及剪采鸾枝之状，每蕊有心两瓣，其子名红豆蔻，似草豆蔻，微带红色，二月、三月采根用。《图经》，参《桂海志》。

凡味辛气温芳香之物类，取其阴中通阳，而用其根，则有取于从土②外达。凡根采掇于花实后者类，取其收藏；采掇于花实前者类，取其散发；若采掇于临花发时，则一取其去病之速，一取其去骤来之病也。高良姜以春末开花，采根于二、三月，而所主是暴冷，斯其义讵能外是哉？虽然，暴冷与痼冷又何别耶？夫痼冷于人身已有奠居之所，人身元气已有附从之者，不比暴来之冷，破空而入，主客之势既未相亲，格拒之形又已著见，试观下文所谓胃中冷逆、霍乱腹痛者，为何如证乎？若胃肯受其冷，冷以胃为窟者，则必下泄，决不上逆；若霍乱、手足厥者，纵自吐利，必不腹痛，为非浸淫溃败之由，此暴冷之所可征，高良姜之所可用也。至其子则性向下矣，故其功能在下，而亦与根不甚相差。

百部根

微温。主咳嗽，上气。

百部根春生苗作藤蔓，叶大而尖长，颇似竹叶，面青色而有光，根下作撮如芋子，一撮乃十五六枚，黄白色。二月、三月、八月采，暴干。《图经》。

百部主咳嗽上气，按其形象，当谓似肺朝诸经脉，得经脉

---

① 火齐璎珞：此处形容高良姜花开繁盛貌。火齐，宝珠的一种。璎珞，古代用珠玉串成的装饰品。

② 土：反经堂本作"上"。

之軿輳①，集其益而病已矣。殊不知根下撮如芋子，至十五六枚之多，咸黄白色，白为肺本色，黄乃脾色，则似肺致脾气以布于他矣。尚得谓诸脉朝于肺乎？盖咳嗽上气既已习熟，遂难倏止，则向之引风寒痰热为咳者，至无所资，则转引脾家输肺之精以为赖藉。百部根当能于肺朝百脉时，各令带引精气输于皮毛，于是毛脉合精，行气于府，府精神明，留于四脏，而气归于权衡，咳嗽上气焉有不止者。此其咳嗽上气为何如咳嗽上气，可憬然悟矣。

蘹香子

味辛，平，无毒。主诸瘘，霍乱及蛇伤。唐附。

蘹香深冬宿根生苗作丛，肥茎丝叶，五月茎粗，高三四尺。六、七月开花，头如伞盖，似蛇床花而色黄，结子大如麦粒，轻而有细棱，青色。八、九月采实，阴干。参《图经》《纲目》。

蘹香子之主诸瘘，非以其叶至茎杪，转即下垂耶？诸瘘之在颈腋，原以痰气不得上下故耳。蘹香子之主霍乱，非以其叶上出不蠧，过茎端下垂，不重引茎屈耶？霍乱之为吐利，原以中宫不支，遂致崩溃故耳。古人曲体物情，深谙病本，征理按旨，贴切求合者盖如此，学者所宜三致意也。然是物也，唐人始笔之书，而《千金方》于霍乱仅一二用，于诸瘘则不用。《外台秘要》方于诸瘘常一二用，于霍乱则不用。自《日华子》著其有治干湿脚气、肾劳、癫疝、阴痛、开胃下气之功，后之人遂一以为治疝之剂，非特忘其能主诸瘘、霍乱，并所谓干湿

---

① 軿輳（píng còu 平凑）：聚集。

脚气、肾劳、阴痛，胥弁髦①置之矣。用蘹香子者，世宗《日华》，则当究《日华》所以用之之故。凡物感深冬之气，区萌达蘗，其属阳者，定非天之阳。凡药物能生发地中之阳者甚多，然其为用不过驱阴霾、助蒸腾、强阳气、行脾着，有一端已耳。惟蘹香则自生长至成实，经历四时，蔚然长青，生气葱郁而枝枝挺直，叶叶倒垂，如丝如缕，极清晰而不乱，是其伸于上者，皆行于下之先机，比之肾中有阳，乃萎顿而不伸，遂致下部阴气盘旋屈伏、比连壅肿者，适相反对。而其味辛气平，不刚不燥，伸其固有之阳，开其障蔽之气，行于下而不冒于上，试思脚气、癞疝、阴疼有一病在肾之上否？曰肾劳者，明肾因劳而阳不伸，因阳不伸而浊气遏之，遂使清气不能周于下也。疝病非一，有寒疝，有癞疝。寒疝者寒胜，癞疝者气胜。寒疝病于少腹，癞疝病于睾丸。兹曰肾劳癞疝，亦可知其疝之非因寒而为腹中疠痛者矣。开胃下气者，缘其气之平而芳，味之辛后有甘也，于此更可见诸痿之升不能升、降不能降，与霍乱之过于升，并过于降，为一体。其用蘹香可愈，均以其能开胃下气，而诸气自条达，升降合度耳。

姜黄　郁金

姜　黄

味辛、苦，大寒，无毒。主心腹结积，疰，忤，善下气，破血，除风，消痈肿，功力烈于郁金。唐附。

---

① 弁髦：喻弃置无用之物。古代男子行冠礼，先加缁布冠，次加皮弁，后加爵弁，三加后，即弃缁布冠不用，并剃去垂髦，理发为髻。弁，黑色布帽。髦，童子眉际垂发。

郁　金

味辛、苦，寒，无毒。主血积，下气，生肌，止血，破恶血、血淋、尿血、金疮。唐附。

姜黄宿根春末生，先花次叶，花生于根与苗俱出，红白色，入夏花即烂而无子，叶青绿，长一二尺许，阔三四寸，有斜文如红蕉叶而差小，秋末渐彫，于八月采根，切片暴干用。根盘屈黄色，类生姜，圆而有节。《唐本》，参《图经》。

郁金四月初生苗，似姜黄，花白质红，末秋出茎，心无实，根黄赤，取四畔子根，去皮火干用之。《唐本》，参《图经》。

血结而气违，血脱而气涩，此其病固在血，而其咎实在血中之气与大气相混淆也。血中之气谓何？即中焦之营气，所以带引血液行于脉中者也。此其气清纯，虽与水谷之悍气同出中焦，然一则直达上下，一则周流表里，设清气混于悍气，随而直达，则上为呕血、吐血、衄血，下为大便下血；悍气混于清气，不随而周流，则滞为恶血，结为积血，陷为血淋、尿血，溢为金疮常破、不能生肌。大率血之结且滞者，必与气违，故血积必下气，血之陷者，气因之遂涩，故血淋、尿血必为痛也，郁金何以能治？盖以其本行血中之气，又其取用者为四畔之子根，固系属于正根，而实不与正根混连者，为清纯与剽悍原各钟生趣，虽呼吸相通而有别也。独郁金主治并不言能除风热、消痈肿，姜黄主治则云破血、除风热、消痈肿，功力烈于郁金，何也？互文见义，其理可彻也。心腹结积、痎、忤，不关血分，不为"下气"；风热、痈肿，不结于血，不必冠以"破血"，此其于姜黄，盖取其根盘结而有节也。气与血相阻，即气与血相违，气因血而盘旋，血得气而固结，一若有节以碍其流行者，殊不知流行自若，转因有节而生气得钟，花在叶前，透达精英甚猛，比于郁金行血中之气者为更速。大抵二物均以春尽方芽，届秋便殒，有花无实，花白而红，皆秉火金之气化而荣，遇土金之气化而归于土，一似心肺之媾于上而生血，遂颙^①流于中而禀脾之统辖，其能浚血分之源，行血中之气，又何疑矣？特一则即根而盘错，一则离根而圆浑，见其气禀有纯犷之殊，故其趋向有上下之别。大凡气结血中作痛下气，在上而不见血者，用姜黄；气陷血中作痛下气，在下而见血者，用郁金庶无误矣。

补骨脂

味辛，大温，无毒。主五劳七伤，风虚冷，骨髓伤败，肾冷精流，及妇人血气堕胎。一名破故纸。生广南诸州及波斯国，舶上来者最佳。宋附。

补骨脂茎高三四尺，叶小似薄荷，花微紫色，实如麻子，圆扁而黑，九月采。《图经》。

骨髓、肾精，皆水属也。凡水遇寒则凝，得热斯流，今曰肾冷精流，于理已不合，加之骨髓伤败而冠以"风虚冷"，风虚冷者果能使骨髓伤败、肾冷精流乎？夫惟风虚冷，乃能为骨髓伤败、肾冷精流，固也，然有二义焉，一者风冷而水遂涸也，一者风虚而水不涨也。风冷而水遂涸，验之于四时之序；风虚而水不涨，验之于潮汐之候。夫风从西北者为冷风，风从后来者曰虚风。一岁之中，热则水涨，寒则水消；一潮之上，东南风则水涨，西北风则水不涨。盖凝则成形，释则成气者，阳也；凝则成气，释则成形者，阴也，故曰"阳化气，阴成形"。此水所以盛于夏减于冬也。至阴之气，当冬令闭密严厉，则水凝为

---

① 颙（yóng 喁）：形容大的样子。

寒也；转瞬春融，不必霖雨，水自能盈，则寒释为水也。天气且然，何况人身。当五劳七伤之余，遭萧索飘零之局，髓之充于骨，精之藏于肾者，何能不化而为肃杀严厉以应之。于是静而不动者为之伤败焉，动而不静者为之流散焉。于斯时也，得不以温和之气踞于水中，转冷风为融风，自然伤败者复完，冷流者复聚，此则必有取于花紫而实黑，且味辛气热之补骨脂矣。补骨脂何以能踞水中而转融风，夫花紫固已赤黑相兼、水火相入，且黑实正是水色，而味辛气热即伏其中，则辛之通，热之行，直如风自东南来，解冻泽物，转寒气为温气也。妇人血气堕胎者，承上之词，亦以血气虚冷伤败而不能系胎元也，此物当与天雄之治阴寒精自出、巴戟天之治大风邪气阴痿不起互参也。

缩沙蜜　益智子

缩沙蜜

味辛，温，无毒。主虚劳，冷泻，宿食不消，赤白泄利，腹中虚痛，下气。生南地，八月采。宋附。

益智子

味辛，温，无毒。主遗精，虚漏，小便余沥，益气，安神，补不足，安三焦，调诸气。夜多小便者，取二十四枚入盐同煎服，有奇验。生昆仑国。宋附。

缩沙蜜苗茎似高良姜，高三四尺，叶青长八九寸，阔半寸以来，三月、四月开花在根下，五、六月成实，五七十枚作一穗，状似白豆蔻，皮紧厚而皱如粟纹，外有刺，黄赤色，皮间细子，一团八隔，可四十余粒，如黍米大，微黑色。《图经》。

益智子叶似襄荷，长丈余，其根旁生小枝，高八九寸如竹箭，无叶，二月花萼作穗连着，实丛生茎上，五、六月实熟，大如枣，中瓣黑，皮白，核中仁细者佳。《图经》，参《南方草木状》。

或曰：详观缩沙蜜、益智子形象气味，不过与诸豆蔻等致用土金已耳，而核《本草》主治，若一能宣火之用于水，一能摄水之气于火，其义何居？曰：以形象言，则二物皆挺发高大，而一则系实于根，一则别系低枝，花实皆蓄缩于下，是其导气使归，不与诸豆蔻之导气以行者同，此其一也。以气味言，则气之香者属土，天地间水火，无土不能相入；味之辛者属金，人间水火，无金不能互交。导之行者，升降自由金木；导之归者，往返自随水火，是其交通阴阳，不与诸豆蔻之分理阴阳者同，此又其一也。然二物各有亲切着里之理，在缩沙蜜则皮黄赤而核微黑，味兼酸且咸也，是火土之效用，却固护夫水；辛通之循职，却归根于水。故曰主虚劳，冷泻，宿食不消，赤白泄利，腹中虚痛，下气，皆火土之气隔碍，不能下交于水，而水无防范，恣性横流之候也。在益智子则皮黑核白，味兼微苦也，是水之卫乎外，能致火之敛于内，苦降之，循其职能，致水遂滋火而火明。故曰主遗精，虚漏，小便余沥，益气，安神，补不足，利三焦，调诸气，皆水气不敛，不能上交于火，而火萎馁不能自持之候也。以大致而言，则诸豆蔻主通，二物主摄；就二物而言，则缩沙蜜主降，益智子主升。然缩沙蜜之降，乃去其有形以归无形；益智子之升，乃致其有形以禀无形。而其归根复命之元，实亦与诸豆蔻等，为恃其辛凉收肃之力。盖南国气候，冬月类无退藏严密之令，而夏月之发越多昼酷暑而夜即凉爽，是诸物之毓秀于是者，皆发中寓敛，与中土之发者自发，敛者自敛，又不同也。

莎草根

味甘，微寒，无毒。主除胸中热，充皮毛。久服利人、益气、长须眉。一名薃，一名侯莎，其实名缇。生田野，二月、八月采。

莎草根即今香附子，其叶如老韭叶而硬，光泽，有剑脊棱，五、六月中抽一茎，三棱中空，茎端复出数叶，开青花成穗如黍，中有细子。其根有须，须下结子一二枚，转相延生，子上有细黑毛，大者如羊枣而两头尖，采得燎去毛，暴干用。《纲目》。

理有常然，物莫两大。戴角者无齿，附翼者两足，无可妄增减也。乃莎草者，既挺茎成穗，结实如黍，复根引连续，实如羊枣，上已叶发繁茂，下更根缕猥多，其气可谓盛矣。然益当究其所由，既无伟岸之茎，又乏魁硕之根，而繁盛如是，可知其生气独钟于根与叶之间，比之人身，则胸中也；缕析之根，则萦洄脏腑之脉络也；条秩之叶，则周浃一身之经脉也。惟内行之气不缕析潆回，外行之气不条秩周浃，斯胸中为热，充气于皮毛而热已，是除胸热即以充皮毛，充皮毛正由除胸热。气聚于内而不达，气馁于外而不继，则皮毛为悴，内气得达则为益气，外气得继则为长须眉，是益气即以长须眉，长须眉正由气益。虽然，是皆气为之病，调气即以除病也，奈何后之人皆谓为血中气药。气主煦，血主濡，煦者能生而不能泽，濡者能泽而不能生，故但启发胸中之热，使出皮毛而无血介于其间，何以称充？但透达在内之气，使抵须眉而无血介于其间，何以称长？曰充曰长，非为其血随气行，气曳血展，气不耗血，血不阻气耶，所以然者，正由其根丝缕曲屈而生实生毛，其叶光泽柔韧而不折不挠也。要而言之，是物之概，钟于下者，阳；泽于上者，阴。故后世以之治气，多郁而不达之气；以之治血，多下而不上之血。言其两到，则有升降之殊；言其独诣，则擅阖辟之能矣。

霍 香

微温。疗风水毒肿，去恶气，疗霍乱，心痛。

霍香二月生苗，茎方有节中虚，作丛甚密，叶似桑而小薄，七月擢①穗作花似蓼，房似假苏，子似茺蔚，五、六月未擢穗时，采茎叶暴干，逾时则性缓无力矣。《图经》，参《纲目》《乘雅》。

霍之为言，护也。太阳用事，护养万物也。《白虎通》德论巡狩。霍者，万物盛长，垂枝布叶，霍然而大。《风俗通·山泽》。香，土之臭也。《小戴记·月令》注。由是言之，则霍香乃得火之发舒畅茂，得土之敦厚化育者也。既能发舒畅茂，则恶毒阴厉者逢之辄消；既能敦厚化育，则恶毒阴厉者遇之辄化。缘于乘春以生，遇夏即茂，届秋擢穗开花，体天地之正令，而体方有节，丛密虚衷，又具天地之严整。惟其气味不内存而外驰，故终为倡导良剂，能剿除乱略以扶危定倾，不能坐镇雅俗以消化顽梗。不然，其能岂止于为风水去毒肿，为霍乱去恶气、心痛耶？虽然，风水、霍乱，仲景述之甚析，辩之甚明，《伤寒论》《金匮要略》可考也，乃风水证并无毒肿，霍乱证并无心痛，何也？夫恶毒之气与六淫之偏胜，固是有

---

① 擢（zhuó 浊）：耸出。

别，而人身元气，则原有常被其伤犯者，皆猝然之间阂其机关也，非俄顷之故，则殊途而同归者，终不能有纤微分辨于其中。故风水本系风病，若间有肿而难移之处，则当明其为毒；霍乱本系寒病，若兼心痛，则当知为恶气。恶气与毒，无风寒之引，原不能深入人身脏腑；风寒无恶气与毒，则仅能为风水、霍乱，而不得有肿及心痛，是故仲景只道其常，至其兼候变迁，要令人深思旁搜以应之，此古人之书所以疏而该也。若使《霍乱篇》《水气篇》必罗致琐屑，如此则虽百倍其籍，且不能备，即霍香之用，亦缘此可明，若厥逆无脉之霍乱，身重汗出恶风之风水，不以之治矣。

鳢肠

味甘、酸，平，无毒。主血利，针灸疮发洪血不可止者，傅之立已，汁涂须眉生速而繁。生下湿地。唐附。

鳢肠苗似旋覆花，叶似柳而光泽，茎似马齿苋，高一二尺许，花细而白，实若小莲房，其苗实皆有汁出，须臾变黑，俗谓之旱莲草，亦谓之金陵草，八月采，阴干。《图经》。

黑固水色，水却不黑。其有黑者，东海着黑水之洋，则水之极洼，不更他引处也；《禹贡》雍州黑水，则水之极僻，不通他流处。黑，殆引水使归之壑，不更移徙之窟欤！说者谓天本苍苍而目之为元，则以其幽远不可穷，然则极下者黑，极高者亦黑，是黑者，阴阳之廓而不可逾越已。旱莲质本不黑，即其汁亦何尝黑？乃出之俄顷遽变为黑，此则方才逾越，遂止不行之验也，故其所主之证，只长须眉一端已，可证其以黑护血为甚固，以血泽黑为甚速也。而血液之妄出，若吐若衄，若金疮，均中无黑者，惟下利则有如污泥，如败酱，皆缘色黑之物溃，血液遂随之以出，况针灸疮痂必黑，至发而洪血，必黑者已破，是可见黑败而汁不固者，须以汁出而能变黑者止之。血属水而载火以行，黑非能止水，乃以拒火者也，以黑物止血，须识此义，而用旱莲，则当以中见黑为准。

旱　莲

卷　五

中品，木五味，兽五味，虫三味，果三味，谷五味，菜四味。

桑　耳

味甘，有毒。**黑者，主女子漏下赤白汁，血病，癥瘕，积聚，阴痛，阴阳，**按。当作伤。**寒热，无子，疗月水不调。**其黄熟陈白者，止久泄，益气，不饥。其金色者，治癖饮，积聚，腹痛，金疮。一名桑菌，一名木麦。**五木耳名檽，益气，不饥，轻身，强志。生犍为山谷，**六月多雨时采，即暴干。

木耳生朽木上，无茎叶，并无根株，贴生于树，体似薄革，形弯曲如人耳之边，其良毒悉随木之性，今仅有黑者，其黄、白、金诸色，绝无有也。参《纲目》。

朽木之气，上结为诸菌，其液上结为木耳，犹栟松之气，下沦为茯苓，其脂下沦为琥珀也。琥珀利水消瘀，其性下通，则木耳止漏、除癥，其性上出。夫血生于气，气生于谷，而血注于经，凡多血之经皆主下行，惟冲任起于下流极处而主上行，血至于是，赖冲以容之，任以妊之，挹引而入，储蓄经月，二脉既满，乃得下出，故曰血海，言为众流所归，应期以生潮汐也。然肺以朝诸脉，心以摄诸脉，朝之而不能布政令，归之而不能定约束，则冲失其容，任失其妊，遂不上朝、不归往矣。于是不由政令之气，不遵约束之血，如巵无当而系系延延，不竭不爽，名曰漏下赤白汁，以见与整月乃行之经，稠黏不断之带，均有异也。桑耳者，取其肃降绸缪之气化，以入肺而布政令，更取其挹液变色之形质，以入心而定约束，政令既均，约束不怂，则诸脉谐畅和调，非特不上禀而下渗漏者可已，即不渗漏而结成癥瘕、酿成积聚者亦可通，以女子带下、癥聚，固并属任脉为病也。阴痛、阴伤而成寒热，亦由气火挟血下注而不上承，致气血争道，阴阳交战耳。要而言之，结为耳者，木之液也；致液为耳者，木之气也。不结于别时而独生于盛夏多雨时者，大地间生气，收藏发越，由微至著，无一息暂停，即使枯木朽株，偶剩精英，不致徒归泯没，乃复随气赋形，因色达用，其入于人身，有感斯通，故虽枯槁之余，气不盛不能致液，液不灵不能变色，皆以时令之发越，雨露之濡润，媾合以成形，溯源以成色。黄者入脾以止泄，金者入肺以除饮，且并有益气不饥之功焉。非气之盛，液即随之以布耶？特市肆所售，恐非采。自桑者，即不皆采。自桑，亦终有益气不饥之功矣。

槟　榔

味辛，温，无毒。主消谷，逐水，除痰癖，杀三虫、伏尸，疗寸白。生南海。

槟榔木大如桃榔，高五七尺，正直无枝，皮似青桐，节如桂枝，叶生木巅，大如楯头，又似芭蕉，其实作房，从叶中出，旁有刺，若棘针重叠其下，一房数百实，状如鸡子，皆有皮壳，春生夏熟，肉满壳中，色正白，肉易烂，不耐数日，以灰煮熟，熏焙令干，始可久留。《图经》。

草木有节，必因中空，中不空必因有枝，不中空又无枝藜而有节者，则惟槟榔；草木之叶丛生者，必由地起，不由地起亦必有枝藜，既非地起又无枝藜而发于木杪者，亦惟槟榔。是其叶间所生之果，上行极而下者，非特行于内无或留阻，即行于外，纵有留阻之迹，亦不碍其流转之气。然槟榔之通行节间无复留碍，而主消谷、逐水，何竟与甘遂之有节中实，除留饮宿食、破癥瘕积聚、利水谷道者同其理？盖根是生发所攸系，故主升；实为退藏所归着，故主降。甘遂草根，槟榔木实，甘遂既可因味苦气寒而下趋，槟榔又何不可因味辛气温而上出，况一株直上，旁无歧互，至五七丈方得发叶，是其气之坌涌上出甚烈，但以归根复命，其升甚者降亦必甚，故其实为下行，特既沾水土，旋可上生，则降之后仍复能升，本不必以其味辛气温也。是故消谷者，引谷下行，及抵土中使之消磨，还能令气上出；逐水者，导水下行，俾及通调之道，还能令精微上奉，是其行中道之功；除痰癖者，搜剔之，疏通之，不使隐处遐僻，是其行旁侧之力。水谷通调，气机流畅，自无邪气敢干其间，生虫作祟，若一于降而总为破泄，有如甘遂，则人之比于果实，终日咀啮，何不见猝有大害耶？可以知其故矣。

乌　药

味辛，温，无毒。主中恶，心腹痛，蛊毒，疰忤，鬼气，宿食不消，天行疫瘴，膀胱肾间冷气攻冲背膂，妇人血气，小儿腹中诸虫。其根叶嫩时采，作茶片炙碾煎服，能补中益气，偏止小便滑数。生岭南邕容州及江南，树生似茶，高丈余，一叶三桠，叶青阴白，根色黑褐，作车毂形，状似山芍药根，又似乌樟根，自余直根者，不堪。一名旁其，八月采根。宋附。

治宿食宜消，治溲滑宜固，消之与固，显相背驰，决非一物所堪兼有，而本草著录，方家循用，实能并擅其长，何也？夫肾为阴脏而中有阳，膀胱寒水之腑而号太阳，是其实皆体阴而用阳者。乌药色黑，乃气味辛温，且开花结实均以夏月，不正体阴用阳者乎？《金匮真言论》曰"北方黑色，入通于肾，开窍于二阴"，即《本草》云"主膀胱肾间冷气"，皆推本之论。盖惟此阴中之阳德，协地下之暖，他日生发之气于是而化，盛长之气于是而始。中恶、心腹痛、蛊毒、疰忤、鬼气，盛长之气所击散也；宿食不消、天行疫瘴，生发之气所化导也。夫然，则膀胱肾间冷气既攻冲背膂而亲乎上者，不犹乌药之从黑根而生树，却已转冷气为发育条达之气耶？特宜知温而辛，非温而甘苦酸咸者比，仅能使阴中有阳，而不条畅者发，不能使阴中无阳者生，此则大有径庭，不得混合。至其偏止小便滑数，则巢氏曰"小便利多者，由膀胱虚寒，胞滑"，又曰"小便数者，膀胱与肾俱虚，而有客热乘之故也"，是可知滑是滑，数是数，滑数兼称，自系水脏、水腑虚寒，客热乘之之故，不得但作虚观。是透发其固有之阳，以拒夫外来之热，化导而使之散耳！特《本草》明言用叶，而后人所制缩泉丸却仍用根，或者猝不得叶，而根则肆中所常备，究以其出于一本，气味不甚相远，亦可借用欤！

龙　眼

味甘，平，无毒。主五脏邪气，安志，厌食，除蛊，去毒。久服强魂、聪明、轻身、不老、通神明。一名益智，其大者似槟榔。生南海山谷。

龙眼木高二丈许，似荔枝而叶小，凌冬不彫，春末夏初生细白花，七月而实成，壳青黄色，圆如弹丸，核若木梡子而不坚，肉白有浆，甚甘美，其实极繁，每枝常三二十枚，白露后采。《图经》。

甘肥黏厚之物决难治邪，藉云治邪，又岂堪安志？安志矣，何以复厌食？夫厌读为"压"，抑也，谓压抑谷气，使淫气输精入于经脉也。诸脉者皆属于心，心有所忆谓之意，意之所存谓之志。脉气谐畅，经隧流通，所忆既端，所存胡妄，五脏间遂气摄于液，志凝于精，如金城汤池之不可攻，尚何邪气更敢干哉？所以然者，龙眼壳色青黄，固象以木疏土；肉本洁白，转而红紫，又象金火交媾，化汁为赤。味甘且厚，恰大展力于中，五脏之邪不能干与志之安，总赖中之宣布，则厌食为是物之功能主脑矣。不然，厌食而不及饮，是安志而非定志、强志，主五脏邪气而非除五脏邪气，又何为者耶？窃尝论之，五志统于神，而神行于气，气复囿于精，所以精减则气耗，气耗则神衰，神衰则志虑绌也。如是者，虽补救有方，缀联有物，凡含气于味者，能从精而益气；寓味于气者，能从气而安神，仍有钳气于精、摄神于气者，然皆仅能通其一节，而不能统会其全体如龙眼者。由脾而血脉，由血脉而心，上不能关键于肺，下不能贴着于肾肝，又何以云不使五脏得受邪气耶？不知"五谷为养，五果为助，五畜为益，五菜为充"，原非治病之物。曰厌食，则明明取为食之助以奉生，非可恃以攻坚补缺者也。奈之何欲与药石并列而言哉？但凡居处之致慎，饮食之合节，能补偏救弊于日用寻常之间，俾有所生而无所损，则所谓主五脏邪气者在此。古人重治未病，《周官》所以列食医于疾医、疡医前也。

卫 矛

味苦，寒，无毒。主女子崩中下血，腹满，汗出，除邪，杀鬼毒蛊疰，中恶，腹痛，去白虫，消皮肤风毒肿，令阴中解。一名鬼箭。生霍山山谷，八月采，阴干。

鬼箭生岩间，小株成丛，三月生嫩条，长四五尺，条上三面如锋刃、如箭羽，黄褐色，若柏皮。叶似野茶，对生，四月开碎花，黄绿色。结实如冬青子，削取皮羽入药。参《图经》《拾遗》《纲目》。

下血、汗出而不腹满，是产后郁冒虚证；汗出、腹满而不下血，是伤寒阳明实邪；腹满、下血而汗不出，是癥瘕瘀血在中。惟其崩中、下血、腹满、汗出并见，所以虚不成虚，实不成实，为邪因虚而难越，虚因邪而益剧矣，然此邪得以卫矛而除，顾名思义，则当得于已虚未虚之际。夫捍卫不疏，邪不得入，不自警觉，不护以戈矛，惟其虚方伊始，失于防范，是以惧实邪之踵增御侮耳。所谓御侮奈何？盖卫矛之外向者乃其皮，茎之在中则犹圆也，然苟尽其皮之围以廓于外，仍其茎之度而悬于中，则外内不相接，气力不相连，不得云卫且无所为矛矣，惟其皮折叠于外，而其茎着贴于中，斯呼吸相续，还往相资，在人身犹气不因血之漏而汗出不休，血不因气之越而崩下不止，遂有以使其在中之满消而邪得除。试以贯之"鬼毒蛊疰"，何莫非正有间而邪得入，邪既入而正遂虚。即更合于《别录》所主之中恶、腹痛、白虫及皮肤风毒肿，《千金》《外台》每以此治心痛，皆可以知其所由矣。

鹿　茸

味甘、酸，温、微温，无毒。**主漏下恶血，寒热惊痫，益气，强志，生齿，不老，**疗虚劳洒洒如疟，羸瘦，四肢酸疼，腰脊痛，小便利，泄精，溺血，破留血在腹，散石淋，痈肿，骨中热疽，养骨，安胎，下气，杀鬼精物，不可近阴令痿。久服耐老。四月、五月解角时取，阴干，使自燥。马勃为之使。

角，味咸，无毒。**主恶疮，痈肿，逐邪恶气，留血在阴中，**除小腹血急痛，腰脊痛，折伤，恶血，益气。七月采。杜仲为之使。

血非与热搏，不为恶血、痈肿，犹可以性温者治之乎？岂知鹿角之自下上上，歧中出歧，两两相参，灿然并列，绝似足三阴经也。夫脾肝肾联处中下，均主引精血上奉，其有脏气不咸，无以蒸腾精血，而或为留热，或至渗泄，若不用性温之物，何以使留者行、陷者举耶？纵使恶疮、痈肿、邪恶气、留血在阴中有挟热者，不妨以他物别除其热。鹿角则仍引其中未败之血，隶原统之经而上萦焉，以免诛伐无过之咎。至于折伤血瘀，或血脉不续而腰脊痛，或血脉留阻而少腹急痛者，正须此通其流行之路，而后病可已。惟其性温，是以能致气行，惟其气行，是以能动留血，故《别录》归结其功而美之曰"益气"，无惭也已。凡兽血皆不能至角，惟鹿则角中有血，是本能引血至上者，况茸乃当旧角才解，积血盆涌，将欲作角之时，逞其曳引之力，正厚取其推送之势方张，而下溜者转而上供，馁怯者易而雄骏，斯不特漏下恶血可止，即惊痫寒热中，且能为益其气、强其志矣。齿为骨之余，与角为骨之余，则能生角者不能转而生齿乎？《别录》所谓"虚劳洒洒如疟"，正以扩充《本经》惊痫寒热之旨见，不但能益气、强志已耳，就寒热洒洒如疟而羸瘦者，或兼有四肢酸疼，或兼有腰脊痛，或小便不固，或精自遗泄，或溺中有血，则此洒洒如疟者，不得徒以寒热视之，当知其精血不充，阴阳相贼害，宜建其作强之机，益其雄壮之势矣。其他主治则犹角之所能，而此更加灵耳。

羚羊角

味咸、苦，寒、微寒，无毒。主明目，益气，起阴，去恶血注下，辟蛊毒、恶鬼、不祥，安心气，常不魇寐，疗伤寒时气寒热，热在肌肤，温风注毒，伏在骨间，除邪气、惊梦、狂越、僻谬及食噎不通。久服强筋骨、轻身、起阴、益气、利丈夫。**生石城山谷**及华阴山，采无时。

羚羊角中胎似木，其象疏以直；外廓似革，其象劲而曲，然直不能穿曲而上出，曲不能遮直使中止。卒至直者愈出愈微，曲者愈锐愈厚而后已。是直载曲以行，曲包直至竟。乃色白味咸气寒，出于火畜之巅，则为温暖，间发金水清寒之化，上出而济木火之穷矣。木火之穷奈何？在《本经》则目不明也，心气不安也，常魇寐也，《别录》则邪气、惊梦、狂越、僻谬也。盖火出于上，必得阴济，然后能明，犹灯之燃，终赖有膏，膏乏则灯暗，而遇风辄炝①矣。起阴于至下，以交阳于极上，谓之益气亦何愧哉！凡阴坠阳中，能从阳化，非金水清寒之气，随其所在而醒之，又何能上出而与阳交，惟难挽其下溜之性，定至五液注漏而后已。醒其阴，使随木气而上出，此恶血注下所以止也；阳居阳位，最易灼阴，非金水清寒之气随其所在而济之，又何能下归而从阴化，惟难改其上炎之性，必至格拒饮食而后止，济其阳，使化津液而下润，此食噎不通所以止也。伤寒时气，阴化阳之病也；温风注毒，阳灼阴之病也。阴化阳而热仅在肌肤，则起其阴使与阳浃；阳灼阴而热伏在骨间，则导其气使出于表，不皆得相济而相化耶？信斯言也，则羚羊角者必将胎温廓寒、外疏内劲而后可。今者寒无内外之分，且偏疏内而劲外，又何说以通之耶？盖伤寒时气寒热，热仅在肌肤，此厥阴厥热相循之候也；温风注毒，热伏在骨间，温疟热随汗发之候也。夫以厥深热亦深而言，则必热盛寒亦盛，惟其热中

---

① 炝（xiè 泄）：残烛。

有寒，则寒中必复有热，是缘表里不相联而不解，使之联而欲其解，正用其疏内且性寒也；以汗出热发而言，则必汗止热亦止矣，惟其热因汗作，汗出热随，是缘表里相联而不解，使之联而欲其解，正用其劲外且性寒也。夫惟劲外以济其流，疏内以铲其本，本拨而流易清，流清而本遂彻，总因其体有歧而性无歧也。

犀　角

味苦、酸、咸，寒、微寒，无毒。**主百毒，蛊疰，邪鬼，瘴气，杀钩吻、鸩羽、蛇毒，除邪，不迷惑魇寐**，疗伤寒温疫头痛寒热诸毒气。**久服轻身、骏健。生永昌山谷**及益州。松脂为之使，恶萑菌、雷丸。

犀之于草，不辨良毒，于木专啖棘刺，抑皆能化之，其解毒已可见矣。而其灵异，若夜有光，若分水，若辟尘，若蠲忿，若惊飞禽走兽，若骇鸡，则又何蛊疰能中、邪鬼能侵、瘴气能染，而尚迷惑魇寐之有哉？《本经》所著功效，贴切近里如是，奈何？《别录》复以为伤寒温疫头痛寒热证中，疗诸毒气也？且诸者不一之词，伤寒温疫头痛寒热证中，有几种毒气，亦当明析以示也。《金匮要略》曰"面赤斑斑如锦文，咽喉痛、吐脓血者，名阳毒"，曰"面目青，身痛如被杖，咽喉痛者，名阴毒"，则凡有表证而皮肤间有故者，即为毒，然有阳毒、阴毒而不用犀角者，以无表证也。其用犀角者，如《古今录验》蒲黄汤、《小品》芍药地黄汤之动血、面黄，并见《外台秘要》二卷。《延年》大青汤之发疮如豌豆，《外台秘要》三卷。《古今录验》犀角丸之皮肤淫淫液液，《延年》蒴藋膏、《延年》牡丹膏之身痒风骚瘾疹，犀角竹沥膏之热毒疹痒，《外台秘要》十三卷。皆外有表证而兼肌肤有故，是可以为据乎！李濒湖曰"犀角文如鱼子形，谓之粟文，文中有眼，谓之粟眼，黑中有黄花者为正透，黄中有黑花者为倒透，花中复有花者为重透"。惟其外发花文，性本苦寒，故能治内壮热而外复有所发矣。其内壮热而外咽喉有故者，亦同此例，则如《广济》疗喉痹急疼、闷妨不通方；《古今录验》疗喉痹塞，射干丸、射干汤；疗喉痛肿结毒气冲心胸，羚羊角豉汤并见《外台秘要》二十三卷是也，而其取义则又不在花文。陈藏器曰"犀角长而且锐，中有白星能彻其端，并堪通气，是以佳者名曰通天"，是又会意于能自中而彻于巅，以去其阻碍矣，以是解《别录》之"诸毒气"，尚有此义否乎？其余若脚气，若寒热瘰疬及诸瘘，并多用此，均可以是义推之也。

犀角《本经》《别录》无片语及治血，乃后人偏以之治血，且不特治血已耳，如《外台秘要》《古今录验》蒲黄汤治吐血，《小品》芍药地黄汤兼治衄血，并见二卷。《近效》黄连犀角汤、见五卷。《删繁》升麻汤并治利血。见六卷。举凡血证，吐、衄、下利、崩中已耳，而犀角者但崩中不主外，胥吐、衄、下利而尽主之，其功亦不浅矣，《本经》《别录》概不一及，何耶？夫《本经》《别录》所谓毒，盖已该气血于其间矣。夫犀角苦寒，所治者热，热至可称为毒，其奔冲攻突于人身，又有何择，况所谓吐、衄、下利者，并兼见于伤寒温病、天行疫毒、疟利中，则又与疗伤寒温疫头痛寒热诸毒气何异？总以其自根至顶，一线直通，原无上下可分，且有表证可验，但去其热毒，是铲病之根本，非治血也，而又安问其吐衄与利耶？是可知舍《本经》《别录》所主而浪称治血，乃金元已后人作俑，汉唐无此法也。

故友魏君培之尝戏语予曰"犀角是倒大黄，知子之乎？"予问其所以，则曰"《千金》云：'如无犀角，以升麻代之。'

《伤寒·杂治门》木香汤下云：'毒盛者加犀角，无犀角代以升麻。'升麻能于外寒内热之毒，使悉举上行而散，则犀角于内外皆热之毒，亦使悉举上行而散，犹大黄之下热毒也，可不谓大黄之倒者乎？"予玩其言，盖殊有味也。夫升麻之用，在金贯水中，水从木升，以发越金气而归功于畅水。犀角之黑质黄花，非土贯水中乎！其白星在中，从根至顶，一线直透，非水从金达乎！而咂而呼吸之，可通气出入，非土金之气皆由此发越，以归功于畅水乎！然气寒固属水，而味苦却属火，寒载苦历土抵金而直达于上，则水之所至，火皆与浃，而无所谓相搏相击焉，是水之畅即火之和，水火畅和，即金土无不谐，以是知所谓毒，即火之依于金土者也。试更思古人用以治气噎，可谓火之依于金乎！《救急》疗咽喉中气噎方，在《外台秘要》八卷。治胸膈气胀、《广济》枳实丸。心腹刺痛、《广济》麝香散。久心痛腹痛，《古今录验》犀角丸，并在《外台秘要》七卷，可谓火之依于土乎！甚而至疗头面热风、头旋、眼涩《广济方》在《外台秘要》一十五卷，眼赤头痛《延年》竹叶饮，在《外台秘要》二十一卷，耳肿《广济方》，在《外台秘要》二十二卷。可谓不直达于顶乎！虽然，《小品》犀角汤、张文仲犀角汤治下恶血，犹可谓火依土金乎！深师黄连犀角汤、范汪麝香散，并见《外台秘要》二卷。犹可谓向上之治乎！夫火不依土，何以血遂变色而利，不使火毒上出，何以疗下部疮蜃，谓非性向上而去依附金土之热不可也。由此推之，则大黄仅能除自中及下之火，犀角能使火之自下及上，并透泄无余；又大黄是荡涤，犀角是分解，且有使与水相浃之义焉。魏君可谓深知犀角者矣。内自腑脏，外及肌肤，上至巅顶，无毒不解，无热不除，则犀角者可谓至阴之精欤？非也。夫首为阳，人物一也，矧出于首之端，且坚刚不挠者，安得为阴，况非特其体阳，即其致用亦在阳，特成功则在以阴济阳耳。何谓致用在阳？盖其解毒除热，非令毒与热，如水之涸，如火之熄，如金之熔，如木之烬也，乃于毒使毒散，于热使热透耳。何谓以阴济阳？盖可以犀角治者，其毒与热必着阴，苟非透达，所着不散，设使浪散，其阴必耗，惟犀角则能既散所着，复不耗阴耳。虽然，此其功用上文皆已宣阐，更有可为据而未及发者焉。《外台秘要》之用犀角治中风是也；见十四卷。《近效》薏苡仁汤则曰"疗暴风手足瘫废，或四肢瘛疭"；《延年》独活汤则曰"疗历节风流入腰脚"；《古今录验》防风汤则曰"主身体四肢节解，疼痛如堕脱肿，按之皮急"；《千金》排风汤则曰"手足肿"；《广济》犀角丸此在十五卷则曰"四肢烦"。夫头为诸阳之会，四肢则诸阳之本也。阳之所以化风者，在上则独亢而不与阴交，在四旁则壅阏而不得阴济也。壅阏而不得阴济，则阳盛而瘫废、瘛疭、节解、肿急、疼烦生焉。瘫废等患，得犀角而可解，则可见阳所壅阏处，犀角必至而达之，并不徒达之，必且裕其阴以续阳，而使阳达矣。所谓四肢为诸阳本者，为阳脉皆起于四肢也，而阴脉则皆终于四肢，是阳之壅而不行，实缘阴之断而不至也。则所谓致用在阳，成功在以阴济阳者，豁然可明。

虎　骨

　　主除邪恶气，杀鬼疰毒，止惊悸，主恶疮鼠瘘，头骨尤良。膏，主狗啮疮。爪，辟恶魅。肉，主恶心欲呕，益气力。

　　假猛厉之威，驱隐贼之毒；操制胜之气，厌素伏之禽。《别录》虎骨主疗，似只如是，并无甚难明者。特今世用虎骨，全注意甄权治"筋骨毒风，挛急，屈伸不得，走注疼痛"一节，得无以其能生风者之骨，矫强悍疾，若是，正所以使筋骨因风遂不能动摇者起欤？然筋骨因风湿而挛急致不能屈伸，较之因风者，其多不啻倍蓰。因湿而用虎骨，讵非大害？亦何以得知其不因湿而必因风耶？夫固当以"走注疼痛"一句足之矣。湿系迟滞之气，能阻于一处为痛，不能走注而痛也。验之更有一法，风以动生，湿由动去，凡挛急之候，摇动而痛甚者为风，痛缓者为湿，何如？

蚱 蝉

味咸、甘，寒，无毒。主小儿惊痫，夜啼，癫病，寒热，惊悸，妇人乳难，胞衣不出，又堕胎。生杨柳上，五月采，蒸干之，勿令蠹。

蚱蝉即蛴螬所化也，方首广额，两翼六足，以胁而鸣，吸风饮露，溺而不便，性畏日，仲夏始化，三十日而死。蝉蜕，是蛴螬化蝉时所蜕壳也。《乘雅》。

秽浊弥漫，遏抑清化，清化无以自伸，乃旋与相嘘吸，变死为生，得成蛴螬。洁白为体，蠕动其形，然不能出于秽浊之表，犹气清而质浊者也。由是而炼清于中，蜕浊于外，清既足以自立，浊遂结而成衣，剖背以出，一旦而高骞于树，嘹嘐扬声，则已复厥清化矣，是其清化于人，为阴中之阳，所以发聪明应万殊者也。假使因风因痰而生热，因热因恐而致惊，因惊因热而为痫为癫，则固恃以动静云为者，且为之闭郁而不得自主，以此神具理足之物，导其嘘吸之机，溚其骞扬之路，而授以炼蜕之方，阴中之清阳既达，裹襮之秽浊自消。然《本经》不直曰"主痫癫"，而曰"主小儿惊痫，夜啼，癫病，寒热"何也？夫蛴螬与蝉皆化于春夏，被遏者固属阳，所遏者亦非阴也。假使清阳为至阴所遏，亦能化蛴螬而成蚱蝉耶？故夜啼、寒热，皆清气之欲伸而不得伸，浊气之欲闭而不得闭，有阴阳相争、清浊相干之道焉。特小儿欲窦未启，思虑贞淳，浊气干之而不能入；大人则情绪纷纶，神志庞杂，浊气干之而竟能入，故有烦扰与不慧之分。惟小儿坚固于神，懦弱于气；大人芜累于神，昌沛于气，故夜啼者神之作用，寒热者气之作用，更当知啼以夜者，寒热必于昼，以夜则浊之于愈甚，而昼则气之昌有加也。至妇人乳难、胞衣不出，则会意其善蜕，并无甚深妙义。然即此推之，其用盖有不止此者，扩而充之可也。

乌贼鱼骨

味咸，微温，无毒。主女子漏下赤白经汁，血闭，阴蚀肿痛，寒热，癥瘕，无子，惊气入腹，腹痛环脐，阴中寒肿，令人有子，又止疮多脓汁不燥。肉，味酸，平。主益气，强志。**生东海池泽，**取无时。恶白蔹、白芨、附子。

乌贼鱼生海中，形若革囊，口在腹下，八足聚生口旁，其背上只有一骨，厚三四分，状如小舟，形轻虚而白，又有两须如带甚长，遇风波即以须下碇①粘石如缆，腹中血及胆正如墨，可以书字，但逾年则迹灭耳。皮黑色，肉白色，九月寒乌入水则化，此过小满则形缩小。《图经》。

海舟遇风，势虞漂覆，则下碇。鱼非畏漂覆者，何以亦下碇？不知鱼固优游涵泳于水，若掀舞簸荡，非所乐也。况云九月寒乌入水所化，过小满则形缩小，是乌本以不胜风力，故下碇而为鱼，虽既为鱼，岂忘风猛，且思休息，若不下碇，终无休息之期。小满已后，风力自微，而此物防范勇敢之气亦遂懈，

---

① 碇（dìng 定）：系船的石墩。

是以形转小，不曰瘠而曰缩。人身之气犹风也，血犹水也，血由气而化，以气而行；气由血而泽，以血而安。若血有所脱，则气遂独胜而激扬飘骤，不能氤氲相感而相化，于是怒则促血妄出而成漏卮①，弛则任血结聚而为癥瘕。得此轻虚洁白骨之似气者，既能从空际下碇于水而为鱼，转危殆为安居；复能水中下碇于石，更便安居牢固焉。可会意夫摄气入血，固气即所以固血，气顺而血不能不顺矣，若命曰涩，或命曰通，其理均有所隔。观其肉能益气、强志，不可为摄阳入阴之证耶！

白僵蚕

味咸、辛，平，无毒。主小儿惊痫、夜啼，去三虫，灭黑䵟，令人面色好，男子阴疡病，女子崩中赤白，产后余痛，灭诸疮瘢痕。**生**颍川**平泽**，四月取自死者，勿令中湿，湿有毒，不可用。

论蚕者当从其儽②，儽屡化着意，盖当其为卵，不厌霜雪，及至成蚕，并忌西风，此其在阳固蠕动灵活，在阴则坚贞不摇之一验也；自有生以至成茧，仅二十二日之暂，乃眠起三次，起则饕食无度，眠则噤口停茹，此其动必返静，以静摄动之一验也；一眠只六七日，始生色黑，继而白，白而青，青而复白，白而黄，黄而更白，黄则停饲，白则慢食，青则紧喂，是白为青黄关键，此其能事终始之一验也；至其所以致僵之故，或因热而骤令风凉，或因不除沙而沙中生热，或因小时阴气蒸损，究竟直而不挠，白而不涅，此其纵自捐躯不遭污染之一验也。

---

① 漏卮（zhī 支）：古时指有漏洞的盛酒器。此处比喻酒量大，没有限度。
② 儽（luǒ 裸）：蚕。

然其骄稚难养，动辄罹患，非特畏寒暖之侵迫，更剧畏声色之非常，与小儿之易热易惊何异？受热受惊而骚扰，则以受热受惊至死而不骚扰者应之，可知其无与于口噤反张、手足强直之惊痫矣。能灭黑䵟，即不遭污染也。令人好颜色，即屡变而终归于白也。惟男子阴疡，女子崩中赤白、产后余痛，则应更体会。夫已上诸病，皆阴在上不随阳化，故致阳跌荡而阴凝滞，用之是使阴随阳化也。若阴在下而阳不与化，则阴焉能不或如泥淖之难释，或如漏卮之无当？但究是物之所食叶间岂得无津，虽则食而不饮者固应便而不溺，此则纵使食中含饮，然其津液终留于中，供他日密缕联绵之化而无所谓溏便焉。是亦可知其漏之所以止，淖之所以释矣，又岂阳盛而驱阴，阴穷而自败者可并耶？夫三眠之蚕，化已不一，然其成茧之后，复有变蛾退连等化，则其性气又异，惟其自此而化止者，则莫如僵而不腐，白而不污者，为恰如其当，此所以有取于白僵蚕也欤！

木瓜实

味酸，温。主湿痹邪气，霍乱大吐下，转筋不止。其枝亦可煮用。

木瓜状如柰，春末开花，深红色，入夏缀实如小瓜而有鼻，鼻乃花脱处，非蒂也。皮薄色黄，香而甘酸，津润不木者佳。参《纲目》。

木瓜发叶开花于春，成实于夏，其气且温，似全秉木火之化者，无如其味酸甘，其质津润，其皮始青而终黄，其肉先白而后赤，是其用又全在血液，故兼覈其体用，为假木火之盛焰，行血液之柔滋。夫柔滋生于木火，则非阴腻可比；威焰宣于血液，又非固益能侔。用阳摄阴，使阴不得澌尽；以阴和阳，令阳迫逐流亡，木瓜功力大概具于是矣。虽然，湿痹无非邪气，邪气已为湿痹，而叠称湿痹邪气，何也？夫阳以阴痹而穷，阴以阳穷而痹，合之则似阴阳相胶，分之又似阴阳相轧，惟摄其阴以从阳，宣其阳以布阴，斯邪气化而湿痹开，湿痹开而邪气退，方足征木瓜之功，见木瓜之用，而叠称之不为无故矣。然则霍乱、吐下间以"大"字，转筋之下缀以"不止"，其故何欤？夫霍乱即是吐下，吐下便名霍乱，但小小吐下未必遂致转筋，霍乱大吐下则中气溃败，血液暴亡，筋失所养而绞旋收引焉。若仅见于手足者，犹系血液不能远及四末，如在四末不急施治，则由外及中，病遂危殆，故转筋入腹则死也。然曰转筋不止，则又可见吐下止而转筋不止，何者？上文之称大，正所以截吐下使成句，惟"霍乱大吐下"句与下文不属，则不止者仅转筋，非吐下亦不止矣。霍乱既止，血液当复，转筋自应渐止，乃犹不止，始用木瓜，则以霍乱者其源，转筋则其流耳。古人治病贵求其本，故仲景于霍乱，理中、五苓、四逆加参加猪胆汁，并料及过经传外，且有桂枝小和诸法，亦不为不备矣。而无用木瓜者，以本未尝言转筋也。譬如应用理中、五苓时，原不必有转筋，即有转筋亦当急救其本，无暇泛及其标；倘至四逆、桂枝时，又焉能必不有转筋，有转筋则四逆、桂枝中何妨加入木瓜耶！如入木瓜，所以收合血液之余，宣布筋骸之养也。说者谓"惟酸能集津液，而梅与木瓜为尤甚，故谈梅可以已渴，呼木瓜名，书木瓜字，可以止转筋，二者毕竟如何分别，不得互为用？"盖酸者，阳在阴中，蠕蠕以动之义也，但气平者静而降，气温者柔而行。《生气通天论》曰"阳气者，静则养神，柔则养筋"。惟其养神，故主安心、下气、除热烦满；惟其养筋，故主霍乱大吐下、转筋不止。神者，行于血脉，血脉不咸，则为死肌；筋者，络于骨节，骨节不利，则为湿痹，是其不得互相为用处。且梅究得春气多夏气少，木瓜则得春气少夏气多，春气者撮阴以荣阳，夏气者用阳以宣阴，撮阴以荣阳，故主自内而外出，用阳以宣阴，故主由中而旁推，此其分别矣。

柿

味甘，寒，无毒。主通鼻耳气，肠澼不足。火柿，主杀毒，疗金疮、火疮，生肉止痛。软熟柿，解酒热毒，止口干，压胃间热。

柿高树大，叶圆而光泽，四月开小花，黄白色，结实青绿，至八、九月乃熟，生柿置器中红熟者为烘柿，即火柿也。树上自熟者为软柿，其核形扁，状如木鳖子仁而坚硬，其根甚固，谓之柿盘。《纲目》。

柿生色青而味涩，熟色红而味甘。色青味涩，象金木之相戛击；色红味甘，象火土之相煎烁。木能与金戛击则病必在金，火乃与土煎烁则病必在土。曰通耳鼻气，主肠澼不足，非肺与大肠病而何？曰解酒热毒，止口干，压胃间热，非脾与胃病而何？缘金本制木，木无所畏，乃金为热壅而令不行；火原生土，土不受生，系湿郁成热遂反畏火也。所以然者，青则宜发而涩反收，红则宜急而甘反缓，是谓色与味相轧，相轧则其物应消败，乃生生之理偏寓于相轧之中，斯病之因通而反塞，因塞而反通，应行而不行，不应行而行者，皆能使即相轧而化为相生矣。何则？有肺热形证自应喘促，乃偏不喘促而塞于耳鼻；大府不通自应腹满，乃偏不腹满而为肠澼，此之谓因通反塞，因塞反通。酒气流行最速，乃偏聚热成毒而为口干；后谷而入，先谷而溺出，则其气应下行，乃偏自胃而上涌，此之谓应行而不行，不应行而行。清肺热而耳鼻通，压胃热而口干止，其治在彼，其效在此，曰化相轧为相生，何不可也？火柿者，不由本分，以人力强青为赤，强涩为甘，斯其功用自应较狭，然所谓疗金疮、火疮，生肉止痛者，仍是治肺与胃，以金疮、火疮必系皮毛肌肉间病也。至其蒂，孟氏《食疗》谓能主咳逆、哕气，其味涩而性平。仲景云：伤寒大吐大下之极虚，复汗出者，其人外气怫郁，复与之水以发其汗，因得哕，所以然者，胃中寒冷故也。夫已大吐、大下、大汗出矣，表气何因尚是怫郁，必其吐下皆不合法，病在表而反治其内也。当其吐下时，表病原未尝不内入，此为极虚矣，乃病终连于表，及吐下之威已杀，则仍勃然而发于外，表气更自怫郁，无如医者，但见其外之热，不究其中之虚，复与之水，冀其汗出，孰知反增其寒，于是外之热欲内济其寒而不能，内之寒欲外逐其热而不得，寒热相击，遂呃呃作声而哕作焉。柿之蒂当初夏即生，既于盛暑时，能吸酷热之气入柿以化为寒，又于三秋，能吸清肃之气入柿以变赤，是其交通阴阳，转旋寒热之功为何如？抑可知其不治但寒之哕，亦不治但热之哕，即咳逆亦可于是而得悟其治矣。

枇杷叶

味苦，平，无毒。主卒哕①不止，下气。

枇杷木高丈余，肥枝长叶，大如驴耳，背有黄毛，阴密婆娑可爱，四时不彫，盛冬开白花，至三、四月成实作球，生大者如鸡子，小者如龙眼，熟时色如黄杏，微有毛，皮肉甚薄，核如茅栗，黄褐色。四月采叶，暴干用。《图经》，参《纲目》。

---

① 哕（yuē 约）：古同"哕"，干呕。

刘潜江曰"冬气闭藏，夏气蕃秀，草木花实多应其时，惟枇杷于盛冬作花，仲夏缀实，是阳藏于阴之候而反阳出于阴，阳出于阴之候而反阳凝于阴，为阴盛时能使阳舒，阴微时能使阳蓄。是其下气，乃和阳以就阴；其止呃，乃畅阴以从阳"。予谓：间"呃"于中，上云"卒"而下云"不止"，是来骤而去不速也。枇杷开花何妨稍迟，结实不嫌稍疾，乃竟于严厉闭密中吐英扬秀，一似有所促迫而不得迟者，有"卒"之义焉。既花已后，直俟六阳尽浮，一阴初姤①时，实方成熟，一似有所推挽而不得疾者，有"不止"之义焉。卒呃不止者，阴不和阳，阳不入阴也，取其花能阴和于阳，实能阳入于阴，以治有气不下，呃不止者哉！虽然，其取义在花实，而所用在叶何也？夫花仍有主头风、鼻流清涕之功，实原有止渴、下气、利肺气、止吐逆之效，但花不耐采，实不任藏，以其易湢烂也。独叶坚厚青翠，四时不彫，随用随采，无须储蓄，蓄亦甚易，且惟不彫，是以得气充为花实所系，而效其灵，若花实则效灵于气者也，又何可并，特不能如花之入极上，实之能润燥耳。

稆　豆

味甘，温，无毒。炒令黑及热，投酒中渐渐饮之，去贼风，风痹，妇人产后冷血。生田野，小而黑。《拾遗》。

稆豆除颗粒紧小外，其皮黑肉黄，正与黑大豆同，故其致阴气于土，贯土气于阴，本原不异，惟大豆之箕硬而为梗，稆豆之苗柔而成蔓，大豆田中有草则不蕃，稆豆则偏不特生，惟喜攀附他草，故一则沉着，一则轻扬。沉着者，行水道；轻扬

---

① 姤（gòu 够）：相遇。

者，行血脉，理固然矣。夫阴气之被于土，土气之鼓夫阴，其顿然蓬勃生发，以输肺行三焦致通降者，虽藉资于火而实忌火之盛，以火盛则耗阴而适以碍其流也，其泌别精纯于输肺之余，灌溉于心，以盘旋屈曲经隧间者，固最喜凉和，然宜阳有以煦之，设使无阳，则如寒令之水消而停，被风而凝。故大豆性平，治水道因热而受伤，所谓胃中热痹、伤中、淋露、痛肿、水气皆是也；稆豆性温，则主血络不动而招侮，所谓贼风、风痹、产后冷血皆是也。虽然，《衍义》有豆淋酒方，治产后百病，则用大豆熬，热酒沃，与此略同，如何谓大豆不治血脉间病及因风致病耶？夫彼方所治，原谓余血水气，背强口噤，烦热、瘛疭、口渴，身头皆肿，身痒、呕逆、直视，手足顽痹，头旋眼眩，并系虚热中风，而此则为冷血，且彼牵连一身，此则仅在一处，所以谓之贼风、风痹，况皆恃酒，酒固善行药势者也。因是思一豆之用，不特小大之异，专溥之殊，要当参其性之温与平，茎之柔与刚，始能得其确，勿以俱联酒为用，漫无区别也。

秫 米

味甘，微寒。止寒热利，大肠疮，漆疮。

秫即粟之糯者，粟，粱属，颗粒较小于粱。粱穗大而毛长粒粗，粟穗小而毛短粒细，苗俱似茅，种植之时，燥湿之宜，杷劳之法，一同于谷。收刈欲晚，以其性不零落，早刈则损实也。《纲目》，参《齐民要术》。

《灵枢·邪客篇》伯高之论半夏汤也，曰"补其不足，泻其有余，调其虚实而去其邪，阴阳已通，其卧立至"。汤仅秫米、半夏两味耳，何者为补，何者为泻，补泻难稔，阴阳何由可通耶？夫邪之客人也，必乘其虚；气之不能入也，必畏其实。譬之两军相对，欲战未能，欲和不果，高垒深沟，孰肯相下，胜负未分，师老粮匮。于斯时也，忽得一介通问，相谕以势，相导以理，谓一逞之难恃，行成之可贵，知己知彼而许成焉，乃铲垒湮沟，通盟誓而释嫌隙，补泻之意亦如是矣。半夏生于阳长之会，成于阴生之交，能使人身正气自阳入阴，能不使人身邪气自阳入阴；则秫米生于阴姤之前，成于阳复之会者，能使脏腑阴气通于阳而接夫阳，能不使脏腑邪气据于阴而遏夫阳。流水力迅则扬以缓之，苇薪火热则徐以持之，爰以八升之水取其清五升，煮取止一升半，既令其八之三随浊而弃，复令其十之七随火而化，仅取其十六之三以为剂，则皆清浊别白、阴阳相入之余，又与心输气平之铲垒湮沟何异，不可谓决渎壅塞、经络大通、阴阳和得者耶？虽然，合半夏而论，固未尝不有理，但论秫米则仅以其生成之时，竟谓其通阳而不遏阳，凡物以生以成，合是时者亦多，何足遽信其能？夫食以养阴，说在《礼经》，食气入胃，随即淫精，淫气入脉入筋，载在《素问》，则其气之入阴，有非他物急足争先能及其速者，且凡糯皆温，而此则微寒，协乎糯之黏，而齐乎粳之凉，同于粳之畅，而异于糯之壅。粳者入于阴而行于阳，糯则行于阳而滞夫阴，试思饭与酒之于人可知已，而秫者作饭则同粳，酿酒亦同糯，是其从畅而不从壅，和阳而更益阴，亦又何疑？即其植莳不异粳、糯，而收获偏迟且不零落，尤可见其坚贴夫阴而待阳之至矣。寒热者，阴阳相争也；大肠不利者，阴阳相拒也。观《千金》治疟三方治疟间发、夜发方，栀子汤、恒山汤。及食鸭肉成病方，则其所谓止寒热、利大肠者可知矣。

蘗米　麦蘗　穬麦蘗

蘗　米

味甘、苦，无毒。主寒中，下气，除热。《别录》。

麦　蘗

主温中，下气，开胃，止霍乱，除烦，消痰，破癥结，催生落胎。宋附。

穬麦蘗

温中，消食，和中。《别录》。

卢子繇曰"稻黍稷麦菽曰五谷，皆可区萌达蘗也。蘗者，生不以时，人力可为，是从止而动，由终而始矣。经云'五谷为养，各有所入'，则蘗者亦当各从其类，盖五谷本具水火土金木五行，升出中降入五气，故宣五谷味，开发上焦，与上焦开发，宣五谷味，事同而理异。木火金水当建土为本，土者，行之长也；升出降入，当标中为枢，中者，气之机也。其所以为本为枢，主宰阳出阴入者，人身中黄之生气也。中黄之生气出则谷味宣，宣则开发上焦，熏肤充身泽毛，若雾露之溉；中黄之生气入则谷味成，成则淫气于五脏而五脏安，散精于五形而五形驻，斯腑精神明，留于四脏，气归权衡，权衡以平，气口成寸矣。然中黄生气固为正气之主，亦须行气均平，始得承生气之出以出，生气之入以入，以互为关键。设正气稍有废弛，则亦为之少息，是必察何脏之有歉，何行之失和，而以专司之谷蘗养之充之，即以成其所自始，亦即以成其所自终也。如麦实有荈甲为肝谷，黍蒡善舒散为心谷，稷长五谷为脾谷，稻粒如秋霜为肺谷，菽实荈甲坚为肾谷。五谷为五脏养，则五蘗为形气充，充之养之，正承中黄生气以出以入耳，然则谷蘗功力，岂独快脾健胃、消食化积而已乎!"

扁 豆

味甘，微温。主和中下气。叶，主霍乱吐下不止。

扁豆二月下种，蔓生延缠，叶大如杯，团而有尖。八月开花，其花状如小蛾，或白或紫，有翅尾形。荚生花下，嫩时可为菜茹，霜后则收子，入药用白花而实洁白者。《图经》《纲目》。

豆体椭圆，然首大尾小，轻重有殊，凡布种必重者向下，及既茁萌则首转向上，观其出土已后，首连尾分两瓣，横披下垂可知矣。惟扁豆则须粒粒插之，使首向上，不然则漚烂土中不能生发，以其体肥重不能转身也。肥重之物，自应归脾，而色白法金，则性主向下，结子多则宜归肾，益脾气而性向下及肾，谓之和中下气，犹不恰当耶？然则仲景云"扁豆，寒热者不可食。"何也？毋亦因其肥重能壅肌肉间气，致邪不得泄欤？非也。夫扁豆花白实白，实间藏芽处，更有一条，其形如眉，格外洁白，盖棚引蔓，其上枝叶遇日，愈烈愈矗立不挠，自有一种严肃之概，故俗谓久避暑豆棚下能作疟，有寒热者不可食，盖为此耳！然则枝叶阴森而结实温，又何故？夫不有蕴隆，何由严肃，是故阴森之气紧承暑后，而豆者枝叶之种也，惟其温是以引蔓大，惟其引蔓大能蔽日光，故为阴森，此其入于人身，非特益脾气，且纳使归肾，并可见其能由肾而布阴气于弥际矣。霍乱者本应吐下，云"吐下不止"，见其外已现表，而里仍吐下，应止犹不止也，用其叶者，盖使阴邪之在内为吐下者，尽蔓延敷布于外，并里证为表证，且不畏酷烈之日也。

绿 豆

味甘，寒，无毒。主丹毒，烦热，风疹，药石发动热气，奔豘，生研绞汁服。亦煮食，消肿，下气，压热，解毒。用之勿去皮，去皮令人小壅，当是皮寒肉平。圆小绿者佳。宋附。

绿豆四月下种，苗高尺许，叶小而有毛，至秋开小花，荚如赤豆，以紧小两头平、色鲜绿者为佳。《纲目》。

生则冷痢，熟则和平，食物恒性也。乃绿豆禀气固寒，生研绞汁服，反不若煮食之下行者何？盖绿豆皮寒肉平，其寒本自向外，生研绞汁其气最全，且停顿于中，彼丹毒、烦热、风疹、药石发动热气、奔豘，固系向上向外之火，得此汁狙伺①于外达之地，随其热而化之导之，济剽疾以柔和，缓劲突之冲逆，似取义在肉之平，不知实赖皮之寒，配外出之火也。若煮熟则其性寒性平者，既以相和而互相入矣，不与热随水结而成肿，气为热激而上出者，正同乎！藉其素不相入之寒与平，已得相化而和治者，就其结与激处以解释之，而肿消、气下、热压、毒解。由是观之，熟者下行，非下行也，去其相拒而自下耳！生者外出，非外出也，顺其飙发以缓之耳！所由然者，绿豆生枝作叶于湿热磅礴之会，开花结实于凉飙肃降之余，其平足以耐烦燠，其寒足以靖浮焰，又属谷食，其味且甘，故凡病发下中而上达外出者，可恃以开释而化导之，假使倚物之实火，无根之虚阳，原非所能治也。

韭

味辛、微酸，温，无毒。归心，安五脏，除胃中热利病人，

---

① 狙伺：隐伏窥伺。

可久食。子，主梦泄精，溺白。根，主养发。

《齐民要术》曰"种韭者，治畦欲极深，为其根性上跳也。"又曰"治畦毕以升盏，合地为度，布子于围内。"注："韭内生，不向外长，围种令科成也。"夫惟上跳，是以根养发，而茎叶除胃中热利为病于人；惟其内生，是以茎叶归心而安五脏，子止梦泄精、溺白。又云"一种永生。"注："韭，久也。"惟其一种永生，是以可久食矣。虽然，归心者未必能安五脏，能归心安五脏者，未必能除胃中热利病人，以脏自脏，腑自腑也；能止梦泄精者，未必能止溺白，能止溺白者，未必能止梦泄精，以溺道自溺道，精道自精道也。陶隐居曰：韭殊辛臭，虽煮食之，便出犹熏灼。以余所知，韭非特穿胃过肠，其气尚烈也，即其质亦不化，故《千金》治误吞钗方，暴韭令萎，蒸熟勿切，食一束即出，是其能缠裹钗以出耳。胃中积物化热成利病人，能更坚韧于钗乎？况其质在腑，其气归心，所谓"食气入胃，浊气归心，淫精于脉，脉气流经，经气归于肺，肺朝百脉，输于皮毛，毛脉合精，行气于腑，腑精神明留于四脏"者，是不特归心、安五脏，本此而无脏腑之分。即后世藉以治胃脘瘀血者，亦本于此矣。巢氏曰：小便利多者，由膀胱气寒，胞滑故也。肾为脏，膀胱肾之腑，其为表里，而俱主水腑，气不能温脏，故小便白而多。《金匮要略》曰："夫失精家，少腹弦急，阴头寒，目眩，发落，脉极虚芤迟。"是知阴阳本宜相称，若阳不足，阴遂无所卫而不固，亦无精溺之分矣。《生气通天论》曰："阴者，藏精而起亟也；阳者，卫外而为固也。"夫起亟，起阳也；为固，固阴也，是阴阳有交相济之道焉，是故阳之固在乎聚而不在乎盛，阳之聚在乎不散而不在乎坚牢。观夫韭之布子四围而科生于中，足以见其阳之聚，其翦之则不期而复故，不剪亦不能格外加长，足以见其不助阳之盛；根久盘结则不茂，足以见其不使阳坚牢，任自熬煮，可萎缩而不可糜烂，足以见其藏精不泄，则起瘄、为固功用，尚不可知其故乎！

假　苏

味辛，温，无毒。主寒热，鼠瘘，瘰疬，生疮，破结聚气，下瘀血，除湿痹。一名鼠蓂，一名姜芥。生汉中川泽。

假苏即荆芥也，二月布子生苗，辛香可茹，方茎细叶，似独帚叶而狭小，淡黄绿色。八月开小花，作穗成房，房如紫苏，房内有细子如葶苈子状，黄赤色，连穗收采用之。《纲目》。

《诸病源候论》曰："瘰、瘘病之生，或因寒暑不调，故气血壅结，或由饮食乖节，故毒流经脉，皆能使血脉结聚，寒热相交，久则成脓而溃漏。"又曰："瘰疬、瘘者，由风邪毒气客于肌肉，随虚处停结，如梅李枣核等大小，两两相连在皮间，时发寒热。"此言其因也。《灵枢·寒热篇》曰"瘰疬、鼠瘘在于颈腋者，皆寒热之毒气留于脉而不去"，此言其处也；又曰"鼠瘘之本，皆在于脏，其末出于颈腋之间，浮于脉中，未着于肌肉，而外为脓血"，此言其本也。夫在前曰喉咙，在后曰项背，今曰颈腋则在侧矣，喉咙属阳明，项背属太阳，颈腋则属少阳。少阳者，阴未尽化，阳气尚稚，已出乎阳，未离乎阴也。未离乎阴，故风入则搏血；已出乎阳，故血结则留湿；阳气尚稚，故气易结聚；阴未尽化，故血易壅瘀。荆芥为物，妙在味辛而转凉，气温而不甚，芳香疏达，可使从阳化阴，而气中结聚得破；从血驱风，而血中壅瘀得行，湿痹得去。气不结聚，血不壅瘀，湿不停着，则寒热除，而鼠瘘、瘰疬之在颈腋者，虽至已溃成疮，既无来源，则亦乌能不已？善夫刘潜江之言曰

"荆芥以春令布子生苗，历夏及秋方开花结子，故全乎辛之味者，以成其温升之气也"。然尝之先辛后苦，俱带凉味，是又升中复兼降矣。本乎气之温，成乎味之辛者，合春和之升举，是为能达阴气，俾阳得乘阴以出也，而血脏之风遂不病；出乎余味之苦，更成于转味之凉者，合秋爽之肃降，是为能和阳气，俾阴得先阳以畅也，而风脏之血亦不病。盖以气味全似挹天气以接引地气，能升而达在地之郁阴，即能降而化在天之亢阳。故虽不专主于温升，然佐升散得宜，不特外因风寒而阳郁，即内之七情致血分有滞以涸阳者，皆得仗此纾阴以达之；虽亦不专主于凉降，然佐清降得宜，不特内因肝热而阳僭，即外之六淫致血分有热以迫阳者，皆得仗此裕阴以和之。盖风脏不离乎血，原相因以为病，惟此则能相因以为功，所以不可与他风剂例视，而欲达阳必思所以纾阴，欲和阳必思所以裕阴，则庶几善用此而获成效矣。

香 薷

味辛，微温。主霍乱，腹痛，吐下，散水肿。

香薷四月生，方茎尖叶似白苏而细，有刻缺，亦似黄荆叶而小，九月开紫花成穗，有细子，十月采。参《图经》《纲目》。

霍乱系水之溃决，水肿系水之停涨，通塞迥殊，状候绝异，乃一物并可治之，则两病本有联合之理。《千金方》以两病并隶于三焦，良以"三焦者，决渎之官，水道出焉"，水道不通，汪洋无制，若啮土而颓，则为霍乱，若充廓而停，则为水肿，原理之常，无甚异也。特香薷一物，能兼治二者，则应究其所以焉，《经脉别论》曰："饮入于胃，游溢精气，上输于脾，脾气散精，上归于肺，通调水道，下输膀胱，水精四布，五经并行，合于四时五脏阴阳，揆度以为常也。"则似水道之行，全由脾、肺、膀胱，绝无与于三焦者，不知其游溢散精，通调下输，皆三焦为之也，何以故？《营卫生会篇》曰："上焦出于胃上口，并咽，贯膈而布胸中，走腋，循太阴，还至阳明。"是非其输脾之道乎？又曰："中焦亦并胃口，出上焦之后，此所受气，泌糟粕，蒸津液，化其精微，上注于肺脉，乃化为血。"是非其归肺之道乎？又曰："下焦者，别回肠，注于膀胱而渗入焉。"是非其下输膀胱之道乎？"合于四时，五脏阴阳，揆度以为常"者，即《五癃津液别篇》所谓"天暑衣厚为汗，天寒衣薄为溺与气"是也。则三焦者讵非导水之江河耶？夫三焦属少阳，少阳为相火，故其决啮为病，停蓄成灾，厥由有二，一者阴霾，一者暖涨。阴霾者，火衰不能激水；暖涨者，火盛反致水溢，香薷则治暖涨者也。夫暖涨不似夏月之沟浍皆盈乎，而复"土润溽暑，大雨时行"，苟无日以烜之，风以荡之，其为决啮，匪难为停蓄，则固然也。独香薷者，偏以四月感相火而生，历届湿土，燥金以畅茂条达，至寒水得令，乃告成功，一似乎输脾归肺导入膀胱之旨，直截了当，不假炫饰，而其味辛气微温，即具"天暑衣厚为汗，天寒衣薄为溺与气"于其中。三焦运化既通，停蓄且不能，则又何从决啮耶？世人于香薷类以为发汗，或以为利水，究竟问其于何发汗，于何利水，则亦终是渺茫，孰知《别录》于霍乱证下下"腹痛"两字，即是利水之端；于水肿证上冠一"散"字，即是发汗之旨。试思仲景辨论霍乱最详，何以独无腹痛？《外台秘要》列水肿之用香薷者，曰水病，洪肿气胀，曰"风水，暴水，气水"，曰"卒肿满，身面皆洪大"，则可知其浮于外而不行者则能为之汗，阻于下而不行者则能为之利，是其治水为行火土中化，乃目为"夏月麻黄"。夫麻黄虽能治水，然实行金水中化者，无从混称乱指也。

薄 荷

味辛、苦，温，无毒。主贼风伤寒发汗，恶气心腹胀满，霍乱，宿食不消，下气，煮汁服，亦堪生食。人家种之，饮汁发汗，大解劳乏。唐附。

薄荷宿根经冬不死，二月生苗，清明前后分之，方茎赤色，其叶对出，初莳形长两头圆，及长则尖。凡收薄荷须隔夜以粪水浇之，雨后乃悉刈收，则味凉，不尔不凉也。《纲目》，参《物类相感志》。

吐下则胀满应减，下气则宿食应行，即不减不行，亦宜以宽中理气、消导顺降为治，何取于薄荷？不知薄荷之凉，大有似乎豆蔻辈，原能宽中理气、消导顺降者也，特其芳烈外发，不似豆蔻辈内藏，所以重在散发而治内不专耳。设使恶气、宿食既已内扰，仍复托根于表，则非薄荷之内解其结、外劂其根，何以使表里尽除，略无遗患耶？伤寒发汗自有专剂，又何取于薄荷？不知寒之来系贼风所引，则与凡伤寒异。曰贼风者，冬之南、夏之北、春之西、秋之东风也。曰贼风伤寒，则定是夏令伤北风之寒，其乘虚也甚，其入人也深，非麻黄、桂枝、葛根、青龙调解营卫者所能治，薄荷之辛温芳烈，足与假苏、香薷等，原能开散风寒者也，况其转味之凉，又能和中调气。假使贼风伤寒，虽从外入，内已成窟，则非薄荷之外劂其从，内覆其穴，何以能一举两得耶？所以然者，此物产于南，不产于北，茎方赤色，叶相对生，中春而发，秋尽乃萎，原具夏气之全，足发冱寒之覆，是以于滞气之外有所连，客感之内有所据者，均能使拔茅连茹，不劳再举，但验其根不畏寒，苗不畏暑，则可以得其消息之所在矣。

卷 六

下品，草十三味，木三味，兽一味，虫二味，菜一味。

虎 掌

味苦，温、微寒，有大毒。主心痛，寒热，结气，积聚，伏梁，伤筋，痿，拘缓，利水道，除阴下湿，风眩。生汉中山谷及冤句，二月、八月采，阴干。蜀漆为之使，恶莽草。

虎掌初生根如豆大，渐长大似半夏而扁。累年者，其根圆及寸，大者如鸡卵，周回生圆芽二三枚，或五六枚。三月、四月生苗，高尺余，独茎，上有叶如爪，五六出分布，尖而圆。一窠生七八茎，时出一茎作穗，直上如鼠尾，中生一叶如匙，裹茎作房，旁开一口，上下尖，中有花，微青褐色，结实如麻子大，熟即白色，自落布地，一子生一窠，九月苗残，取根用。大者为虎掌，又名天南星，小者为由跋，乃一种也。《图经》，参《纲目》。

病有少腹盛，上下左右皆有根，名曰伏梁，裹大脓血，居肠胃之外，治之每切按之致死，此下则因阴，必下脓血，上则迫胃脘，生鬲，侠胃脘内痈也。居脐上为逆，居脐下为从，勿动亟夺。《腹中论》。人有身体髀股胻皆肿，环脐而痛，是曰伏梁，此风根也。其气溢于大肠而着于肓，肓之原在脐下，故环脐而痛。不可动之，动之为水溺涩之病。《奇病论》。心之积名曰伏梁，起脐上，大如臂，上至心下，久不愈令人烦心，以秋庚辛日得之。肾病传心，心当传肺，肺以当旺不受邪，心复欲还肾，肾不肯受，故留结为积。《五十六难》。据此则肠胃痈之类也，病始于肾，本系水液挟邪，为心所不胜，若肺能受之，则咳逆吐痰，病斯已矣。此亦不必心为之传，肺之职故应尔尔，乃肺不任此，欲上不得，欲下不能，逗遛肠胃之外，熏蒸水谷之气，冲于上则为心痛寒热，溜于下则为溺道结涩，浸淫于下体则髀股骬胥肿，此时正皆天南星所主矣。天南星何以能主此？则以其色白入肺，性燥劫液，使痛中水液化以为气而布散焉。正犹肺之肯受邪，俾从咳逆吐痰可愈也。然此当在未与血结之先，苟已与血结，虽亦可藉以分消气分之结则已，不能不仗佐使之妥适矣。不然《千金》抵当汤"治妇人月经不利，腹中满时自减，男子膀胱满急方"，何以于《伤寒》抵当汤退虻虫而进是耶？《妇人月经不调篇》。然则治风癫之鸱头丸，及令霍乱永不发方皆有是，何也？卢芷园曰：天南星名色性气合属燥金，味苦气温又得火化，为肺之用药，与《易》称熯万物者合其德，固当治风，第可平诸疾生风，不可平风生诸疾，以其体坚实细腻，非真燥，故其治诸暴强直，支痛里急，筋缩软戾，皆风从燥已也。刘潜江曰：南星四月生苗，九月采根，是火之气归于金，取火为金用者也。火为金用而金之气益烈，即以同气相求者，直相从而破其所结之戾气，故其所治非阴虚而阳不能化之风，乃阳虚而阴不得化之风，是其旨皆在散阴结于畅阳。霍乱之发，癫之为风，阴结而阳不得畅，阳虚而阴不得化也，是可知因痰而生风者，去其痰而风自不得生，特阴虚之燥痰，畏此正如砒鸩耳。

草　蒿

味苦，寒，无毒。主疥瘙痂痒，恶疮，杀虱，虱当作虫。**留热在骨节间目。一名青蒿，一名方溃。生华阴川泽。**

草蒿即今青蒿，二月生苗，茎粗如指而肥软，与叶并深青色，叶似茵陈而面背皆青，至夏高四五尺，七、八月间开花细黄，花下便结子，大如麻子，中有细子，九月采，其根白硬，根茎子叶皆有香气，俱堪入药。《纲目》，参《图经》。

疥瘙本湿热为病，至结痂而痒，则湿已化燥矣。恶疮亦湿热病也，而至生虫，则已湿迸流漓，燥遂在内矣。疮既劫湿之具，疥复生虫之囊，则主疥瘙痂痒、恶疮者，不遂为治燥热之剂乎？然苦寒之物，治湿热者有之，如芩、连是也，兹独苦寒而治燥热，则以其芳者。说者谓"芳香实能助燥，乌能治燥"，是不明阳明燥金所以继太阴湿土之故耳。湿浮于外，内本已燥，加以清飙荡涤，余暑倏消，则外浮者亦散，遂纯乎为燥，是诚在转瞬间，不然，别气相续必渐致此，何独紧相承，踵相接耶？即以芳香论，在春夏时，芳香之物应时生长者不一，然其气皆发扬而兹独敛肃，是其为由夏届秋，由湿转燥，而留有遗热在内者之的剂矣。即验其立秋已后，定节节生虫，既已生虫，仍不妨开花结子，其虫又不啮梗致败，不蠹节溃出，但自循梗而下，入土化他物，故凡取虫者，过时即无，亦可见此是夏间阳气遗留在内所化，合之于治留热在骨节间，岂不符哉！

青葙子

味苦，微寒，无毒。主邪气皮肉中热，风瘙，身痒，杀三虫，恶疮，疥虱，痔蚀，下部䘌疮。子名草决明，疗唇口青。一名草蒿，一名萋蒿。生平谷道傍，三月采茎叶，阴干。五月、六月采子。

青葙二月生苗，长三四尺，叶阔似柳而软，茎似蒿青红色。六月、七月开花如鸡冠花，上红下白，但鸡冠花穗或有大而扁或团者，此则梢间出花穗，尖长四五寸，状如兔尾。子在穗，光黑而扁，与鸡冠子、苋子不殊，根亦似蒿根而白，独茎直下生根。八月采子。参《图经》《纲目》。

青葙形象生长与青蒿颇同，特其收成较蚤，盖当湿热尽浮，内方转燥之际，故其为用似同于青蒿，实戾于青蒿。夫邪之在人，原欲同气相引，岂肯郁郁独居，第阻隔既成，追攀莫及，则有遗留之患，若邪正在表，外热方昌，则在内者孰不欲就我同岑，共商留去，斯所以俱患身痒，但视其一则疥已成痂，惟余不尽；一则风方瘭扰，肌肤竖裂，瘭、瘙同，皮起也。已可测其或为留热在骨节间，或为邪气在皮肤中。留热在骨节间，因敛肃而及，故就其敛肃而消之；邪气在皮肤中，因散发而用，故就其散发而驱之。是青蒿助行秋令，青葙犹逞夏时，一采于秋末，一采于夏初，而就其长以足其势，固已示人区别之方、利导之旨矣。要而言之，邪气皮肤中热系发汗证，以风瘙、身痒、恶疮、疥虱，则不可发汗，所谓"疮家虽身疼痛，不可发汗，汗出则痉"是也；虫䘌系可攻证，以邪气皮肤中热则不可攻，所谓"病人表未解者不可攻，攻之利遂不止而死"是也。《活人书》云：䘌病之候，齿无色，舌上白，甚者唇黑有疮，其初得或如伤寒，或因伤寒所致。则此之"唇口青"，当即转黑之机，而"邪气皮肤中热"正合伤寒之候。《千金》有青葙子丸治伤寒后结热，《活人》有雄黄锐散治䘌，统而观之，则凡疮痒而外候如伤寒者，为不可易之剂矣。

贯 众

味苦，微寒，有毒。主腹中邪热气，诸毒，杀三虫，去寸白，破癥瘕，除头风，止金疮。花，疗恶疮，令人泄。一名贯节，一名贯渠，一名百头，一名虎卷，一名扁苻，一名伯萍，

一名药藻，此谓草鸱头。**生**元山**山谷**及冤句、少室山，二月、八月采根，阴干。萑菌为之使。

贯众春生赤苗，叶大如蕨，青黄色，面深背浅，两两对生，如狗脊而无锯齿，茎三棱，大如箸，其涎滑，有黑毛丛生。四月花白，七月实黑，根连卷而生，皮黑肉赤，曲屈而有尖觜①，黑须攒簇，大如伏鸱，其苗随处透出，无论纵横，一根百十头，经冬不死。参《吴氏本草》《图经》《纲目》。

贯众之根裹缬层叠，茎须错出四射，恰有合于腹中；其初出茎须顽梗粗涩，恰有合于邪气；其外黑内赤，味苦气寒，恰有合于为寒所束之热气。然其四射之茎，无不可生青放叶，即皆生理之所敷，则其义为重叠包裹之邪气、热气，自随所过经络四散，而导发于外。诸毒者，邪热久秘，不得宣泄之所成也，邪热既散，毒于何有？虫者，缘湿热而生，遇隙而居，善伏于生气不届之地。贯众随处孔隙，随处生机盆涌，一任沉于水，委于冰雪，皆不阂其生全，苟使脏腑空隙钟气尽能如是，虫何由居？况顽梗粗涩之茎须虽发于外，而根于裹缬层叠之极内，《千金》《外台》以之治虫，专治肾家之虫，为非无所本矣。且其功能岂仅在是，形连卷而不密，则可以疏癥瘕中气血；叶对生而不只，则可以去头风之偏。内之赤不能越外之黑，则可以止金疮之血；外之黑终能限内之赤，则可已崩漏衄血。皆以其既喜生于山，又必近于水，置燥处而不枯，浸水中而不烂，为具刚体而行柔化，蓄滑润而出顽梗，而治喉痹，治物哽，解药毒，消顽肿，均于此取裁矣。

① 觜：通"嘴"。《南齐书·刘休传》："覆背腾其喉唇，武人历其觜吻。"

何首乌

味苦、涩，微温，无毒。主瘰疬，消痈肿，疗头面风疮、五痔，止心痛，益血气，黑髭鬓，悦颜色。久服长筋骨，益精髓，延年不老，亦治妇人产后及带下诸疾。本出顺州南河县，今岭外江南诸州皆有，蔓紫，花黄白，叶如薯蓣而不光，生必相对，根如大拳，有赤白二种，赤者雄，白者雌。一名野苗，一名交藤，一名夜合，一名地精，一名陈知白。春夏采，临用之以苦竹刀切，米泔浸，经宿暴干，木杵臼捣之，忌铁。宋附。

何首乌春生苗，叶相对如山芋而不光泽，其茎蔓延竹木墙壁间，秋开黄白花似葛勒花，结子有棱似荞麦而细小，才如粟大，根大者如拳，各有五棱瓣似小甜瓜，此有二种，赤者雄，白者雌，其藤夜则相交，昼则解，故有交藤、夜合之名。《图经》。

刘潜江云：何首乌之用，或取效于气血之结而经脉壅者，如主瘰疬，消痈肿，疗头面风疮，五痔，止心痛是也。或取效于血气之劣而形器损者。如益气血，黑髭鬓，悦颜色，长筋骨，益精髓是也。何其病之迥异而同归于治欤？《何首乌传》赞曰"雌雄相交，夜合昼疏。"卢子繇曰：观其夜合昼疏，则通于昼阳之辟则辟，夜阴之阖则阖矣。夫气血皆一阴一阳之所化也，阳为开之，阴为阖之，则气血之结者，以开为功，而即具有阖之用；气血之劣者，以阖为功，而即具有开之用，惟开阖尽其神，而气血之生化乃得不竭，岂非不易之原理乎？盖他药得阴阳之分，而此独得阴阳之合。他药得其分者，不必出于合；此味之得其合者，以其能出于分也。或曰：此味与地黄同其畏忌，将无与之并能益阴欤？曰：阴阳之开阖，此味全俱，谓其补阴与地黄同功亦何不可，但不与地黄同其沉滞者，其义所当参也。盖阴阳之开阖，其于肾，若地黄则能为阴之阖，不能为阳之开也。又肝胆根于至阴，达于至阳，亦本开阖以行气血之生化，兹味合于元始。握其枢机，在风实者，阴不能致于阳而使阖也；风虚者，阳不能达乎阴而使开也，既合于至阴为阖，至阳为开，则风之疗也，安能不首推兹味乎？

威灵仙

味苦，温，无毒。主诸风，宣通五脏，去腹内冷滞，心膈痰水久积，癥瘕，痃癖，气块，膀胱宿脓、恶水，腰膝冷疼及疗折伤。一名能消。久服之无瘟疫疟。出商州上洛山及华山并平泽，不闻水声者良。生先于众草，茎方，数叶相对，花浅紫，根生稠密，岁久益繁。冬月丙丁、戊己日采，忌茗。宋附。

威灵仙茎梗如钗股，四棱，叶似柳叶，作层，每层六七叶，如车轮，有六层至七层者。七月内生花，浅紫或碧白色，作穗如莆薹子，亦有似菊花头者。实青，根稠密多须似谷，每年旁引，年深转茂，一根丛须数百条，长者二尺许，初时黄黑色，干则深黑，故俗称铁脚威灵仙。《图经》，参《纲目》。

味苦气温，火也，而生于早春，采于深冬，将毋假火之性气，能伸木之屈曲，泮水之冰凝欤？不惟是也。其采后于众草，效则捷于众草，非效捷也，百卉未萌，是先挺发，似风之播扬鼓荡，驱驰独疾，故曰"主诸风"也。遇木而茎争先，归水而根稠密，乃届火令，反不花不实，濡滞留连，非濡滞留连也，不浪作叶，必六七叶排比齐生，周围四出，状如车轮，是为一层，层出不已，至于六七，似脏腑间结壅非止一处，故曰"宣通五脏"也。是岂徒伸木、泮冰而已哉？夫曰诸风，则其发必骤，曰宣通五脏，则其因必久，况五脏之待宣者，非他，即所谓"腹内冷滞，心膈痰水久积，癥痕，痃癖，气块，膀胱宿脓、恶水，腰膝冷痛"者是。是五脏者不得率尔宣通，诸风者又难迟迟责效，惟威灵仙既具贲育①之勇，复有庆忌②之捷，而不为扬干③之乱行，甚娴不识④之部伍，皆缘其根荄色本为黑，形复似须，稠密而长，年深转茂，无非水象，倚于水而行气，以行气为化水，层层决排，缕缕疏瀹，使阴不化而阳淫为风者息，则阳不和而阴淤为淀者通。是主诸风即所以宣五脏，宣五脏即所以主诸风，而不即不离，不疾不徐，顿然脱释，惟其能息，是以能通。若诸风缘五脏干涩不通而成者，得此立贻殃祸。

萹　蓄

味苦，平，无毒。主浸淫，疥瘙，疽，痔，杀三虫，疗女子阴蚀。生东莱山谷，五月采，阴干。

萹蓄春中布地，生道旁，苗似瞿麦，叶细绿如竹，赤茎如钗股，节间开花甚微细，青黄色，根如蒿根。《图经》。

刘潜江曰：浸淫，疥瘙，疽，痔及虫，皆湿热病也。萹蓄类能治之，得弗为通利之剂乎？然卢子繇谓其引蔓促节，节节开花，若封而辟，辟而封。复不得目以通利，似有逐节以为通，能通而必循其节者，不失之驶疾，不致有遗蠚，更为搜微抉隐

---

① 贲育：贲，孟贲；育，夏育。二人皆为秦武王时的勇士。
② 庆忌：春秋时吴王僚之子，自幼习武，力量过人，以勇猛与敏捷闻名。
③ 扬干：晋悼公的弟弟。《左传·襄公三年》："晋侯之弟扬干乱行于曲梁，魏绛戮其仆。"行，行列。
④ 不识：程不识，汉朝边郡名将，治军有方，军纪严明，生平未尝败绩。

之善剂哉！抑当为血分之气药，即其多主杀虫而言，虫从风化，却本于湿不化而从风，如斯所长，不使血分聚湿而风自平，此所以能治自湿化之风热而杀虫也。予谓：蓄，聚也。天子升车之石貌之曰扁，《诗·白华》"有扁斯石"传。则自卑斯高之阶也。然积少致多之文类从扁，篇、编是也；充狭致广之文亦从扁，偏、遍是也。此其中有浸淫之义焉，从浸淫而疥瘙、疽、痔与虫生焉，则以聚为患，自卑而高，自少而多，自狭而广，匪节莫驻、历阶不惩者，此能治之，故号曰萹蓄。

马兜铃

味苦，寒，无毒。主肺热咳嗽、痰结、喘促，血痔，瘘疮。生关中，藤绕树而生，子状如铃，作四五瓣。宋附。

马兜铃春生苗如藤蔓，叶如山芋叶，六月开黄紫花，颇类枸杞花，七月结实，枣许大如铃，作四五瓣，其根名云南根，似木香，小指大，赤黄色。七月、八月采实，暴干。《图经》。

肺热咳嗽、痰结、喘促，厥由甚多，堪以马兜铃治者将必有据。如刘潜江所述"因于寒湿，久而痰滞，气道迫隘，亦痰结喘促"者，固无人不知，非所可用矣。即其所引杨氏云"虚劳少血，津液内耗，心火自焚，遂使燥热乘肺，咯唾脓血，上气痰潮，嗽连续不已"者，亦岂有必用是之理乎！予以谓其于春夏，布蔓发叶，由于木火以达者，必绕树而升；其于秋冬，系铃成实，由于金水以成者，必像金而降。则其所治之热，为缘木而升之热；其所治之痰，为附金而壅之痰。木者，金所侮也，由木之热至能伤金，则所谓侮反受邪。侮而受邪，寡于畏也，木以无道侵凌所畏，亦必已外强中干，其气升其血亦必动，于是肺受其热，遂失职于治节，而壅结于痰涎，痰以火而胶黏，血缘痰而乖错，谓此为肺热咳嗽、痰结喘促，然乎，否乎？若血不乖错，何以下为血痔？痰不壅结，何以上为瘰疬？观其匪能自立，偏出高巅，如铎如铃，率皆下向。下向者，即他日上出之发踪；上出者，即后时下向之根柢。而苗春花夏，结实非晚，偏至霜降已后，叶已尽脱，铃已四裂，累累骈悬，犹傲睨寒风、浸淫霜雪而不坠，此其苦寒为何如苦寒，亦可见其虽下向而用不在降泄，不在降泄则痰结何由解，喘促何由平？殊不知痰之所以结者因乎火，火缘木而升者因乎郁，郁极斯升之火，譬之荏弱者，声素难高，行素难远，一旦受侮弥深，情极激发，有不自知其声之高、行之远者，郁固由此而伸，结亦由此而解矣。故似此象形之物，先理其郁发之源，次解其浮越之火，而因火壅结之痰自随气而化津液，因痰逼迫之喘促自随火而下归，乌在其藉降泄而痰结得解，喘促得平，肺热罢，咳嗽遂不作耶！

骨碎补

味苦，温，无毒。主破血，止血，补伤折。生江南，根寄树上、石上，有毛叶如庵䕡，江西人呼为胡孙姜。一名石庵䕡，一名骨碎布。宋附。

骨碎补生木上或石上，多在背阴处，引根成条，扁长略似姜形，上有黄赤毛及短叶附之，又抽大叶成枝，有桠缺，颇似贯众，面青绿色，上有黄点，背青白色，上有赤紫点。春生叶，至冬干黄，无花实。《图经》。

折之不死，插之辄生，剪枝移续，劚根重栽，皆草木恒性，讵足为异？未可以疗伤折也。然则倒插亦生，横埋亦生，虽切之成块，暴之至枯，摘其一叶，分其一瓣，无不可生者，遂可以疗伤折乎？此不过水与土正相媾，草木偶得之，遂乘此生发耳！又乌足以疗伤折？且伤之为伤，岂无差别，在皮肉曰"伤破"，在筋脉曰"伤断"，惟在骨乃曰"伤折"。伤既在骨而远望水土之滋凝，草木之联属，其伤处败坏久矣，惟骨碎补者，寸寸折之，寸寸皆生，处处折之，处处有汁，无藉根株之系，不致血液之漏，故曰"主破血，止血，补伤折"，言能不使瘀结者留滞，不使流动者妄行，而补且伤折如未尝伤折也。所以然者，苦本坚里而内含水，自应肾之体；温本生发而能运水，自应肾之用。此后人所以察其几微而谓为补肾，以除耳鸣、齿病，皆可以是义推之矣。

白附子

主心痛，血痹，面上百病，行药势。生蜀郡，三月采。

白附子生沙中，独茎似鼠尾草，穗细，叶周匝生于穗间，根形似天雄，长寸许，干者皱纹有节如竹。参《唐本》《蜀本》《纲目》。

白附子所主，其旨在节，节之为物，以体象论则为阴阳之限，以变动论则为用阳布阴。而其威之所竟，力之所加，又为在下者厚，愈上乃愈微也。在下者厚，则主心痛、血痹之谓；愈上愈微，则为面上百病、行药势存焉。盖血痹由尊荣人骨弱肌肤盛，重因疲劳汗出，卧不时动摇，加被微风，而为身体不仁如风痹状，则其始病于血脉，以渐内应于主血脉之心，乃为痛矣。当未痛时，原不妨用黄芪桂枝五物汤可愈，既至心痛，则不得不藉白附子之阳气布散血脉中阴邪，仍有限制，不相侵越，遍检《千金方》用白附子，惟《坚癥积聚篇》小狼毒丸一方可服，余则尽系外敷，外敷之中，除一龋齿、虫痛方外，余则尽为面药。夫黯疱𪒟黯，皆湿热滞气之所为，气既滞而不生光华，泽复涩而反增晦黯，则行气、宣泽之中，断不能不有用阳布阴之物驾驭其间，以行药势，其为治固甚精微，而其功力亦云微矣。以是二义而扩充之，则在上用之以气行津，在下用之以气行血与痰湿，皆可无微不入矣。

夏枯草

味苦、辛，寒，无毒。主寒热，瘰疬，鼠瘘，头疮，破癥，散瘿结气，脚肿，湿痹，轻身。一名夕句，一名乃东，一名燕面。生蜀郡山谷，四月采。土瓜为之使。

夏枯草冬至后生苗，至春高一二尺，茎微方，叶对节生，似旋覆叶而长大，有细齿，背白，三、四月于茎端作穗，长一二寸，穗中开淡紫小花，似丹参花，结子亦作穗，一穗四子，交夏至便枯，于未枯前采之。《纲目》，参《唐本》。

刘潜江曰：人身之阳在上则化阴，在下则化于阴；人身之阴在下则生阳，在上则生于阳。夏枯之种在地阴也，而遇一阳则生苗焉。由是以渐，挺茎发叶，结穗开花成实，皆为阳效其用矣。而遇一阴则枯瘁，犹不可谓阴在下能生阳，阳在上能化阴乎？结癥、脚肿、湿痹，皆阴陷于下不生阳也；瘰疬、瘿气、鼠瘘、头疮，皆阳极于上不化阴也。得此又乌能不愈乎？况有阴以成阳，则阳之用不穷；用阳以化阴，则阴之源遂裕。阳用穷则无以生血，阴源裕则有以化气。故古人称其治目珠疼至夜辄甚，及点苦寒药剧者，苦寒止能折阳，此并能化血也。又称其治失血后不寐，仿半夏汤意代以夏枯草，半夏仅能导阳入阴，此又能使阳从阴化也。后世扩充其旨，如用以补肝明目，治女子血崩、产后血晕，当识此义。

马　勃

味辛，平，无毒。主恶疮，马疥。一名马庀。生园中久腐处。

马勃生湿地及腐木上，于五六月卒然而发紫色虚软，状如狗肺，弹之粉出，夏秋采之，有大如斗者，衡之不过钱许。参隐居、《蜀本》。

刘潜江曰：五六月时，火土极盛，百昌踊跃，既倾尽底里矣。即已腐已化者，偶有生气遗留其间，亦乘之以成形。弹之粉出，可知偶然假聚，不久仍归消化耳。故藉以对待浮而在上，偶寄而未即化之证，使归于无何有也，斯为妙于取裁。

海金沙

主通利小肠，得栀子、马牙硝、硼沙，共疗伤寒狂热。出黔中郡，七月收采，生作小株，才高一二尺，收时全科于日中暴之，令小干，纸衬，以杖击之，有细沙落纸上，旋收之，且暴且击，以沙尽为度，用之或丸或散。宋附。

刘潜江曰：海金沙无花实，其气专钟于叶而成沙，则不同于吐其华而凝其元，惟得气之流散者，以致其自然之化机而已。然如蒲黄而色黄赤，则有可参者。夫肾主水而脾主湿，是肾水之用寄于脾也，此其治必在于色黄者；小肠行水而合于心，心主血，血乃水之化，血和而水化自行，此其治必在于色赤者。方书但知其治血淋、膏淋、石淋等证，讵知其种种所患，皆本于湿土之气不能运化，而又有火以合之，乃结聚于水道，有如是乎！要知此物，是于土中布其流散之用，而并达火之丽于土，以病于水者，则可以思其功之所在，固不徒在行水之脏腑而已。

楝　实

味苦，寒，有小毒。**主温疾，伤寒，大热，烦狂，杀三虫，疥疡，利小便水道。**根，微寒，疗蛔虫，利大肠。生荆山山谷。

楝实木高丈余，其长甚速，叶密如槐而长，三、四月开花，红紫色，芬香满庭，实如弹丸，生青熟黄，十二月采。《图经》，参《纲目》。

凡物耐寒者，必畏热；耐热者，必畏寒。惟楝实届夏已生，迄冬在树，故世俗之讪不甚长进，不易倾覆者，曰楝树子。整年如此，是则其遇暑而不渍烂，逢寒而不坼裂，凝定守正，遂可谓坚持元气之补剂欤？殆非也。夫楝实在夏，则核嫩裹津，充满于壳；在冬，则津消核敛，表里相悬。裹津待暑，是布阴以使阳和，即其"主温疾，伤寒，大热，烦狂"也；敛核御寒，是戢阴以让阳通，即其利小便水道也。湿不混于热，热已化于水，水逞阳通而下行，曾何虫之不除、疥疡之不瘳耶？即后世专以之治疝，疝独非阴缚其阳，阳困于阴乎？阴既戢而阳得伸，阳垂和而阴已布，亦无非赖小便之利，水道之通，与前义不相悖，即其止上下部腹痛义，亦岂能外哉！

郁李仁

味酸，平，无毒。**主大腹水肿，面目四肢浮肿，利小便水道。根主齿龈肿，龋齿，坚齿，去白虫。一名爵李，一名车下李，一名棣。生**高山川谷及丘陵上，五月、六月采根。

郁李木高五六尺，枝条花叶皆若李，惟子小如樱桃，赤色味甘酸，核随子熟，六月采根并实，取核中仁用。《图经》。

郁李性洁，最喜和风暖日，溉宜清水而不欲肥。《广群芳谱》。

其木色正白，皆金化也，而开花粉红，结实正赤，是为金从火化。人身金从火化者，非由肺行三焦之水道耶？"大腹水肿，面目四肢浮肿"，由于水道不行，小便不利，则水壅于火而还病于金矣。犹能不更濬其源，使金复由火而化水，遂自三焦而通哉？曰"利小便水道"，正以使其水不从汗泄，不向下混行也。然则其气味之酸平，又作何解？夫酸者，木之发育也；平者，气之顺降也。核中之仁本以生发夫木，而木之生发本以条畅诸气，惟酸则有曲直之义。曲直者，不徒一于升举，又不肯一于卑俯，应伸则伸，应屈则屈，正其生理之从容而不强梗，且兼得气之平，是其盘旋润泽于上，条达通输于下。精者自不混浊以泄，粗者自不附清而留，澄其源乃欲顺其流耳。至根则洁白，爽肃之气安于土中，自能使在中湿热不混经气上病于龈齿，以立坚固之本者也。

钩 藤

微寒。主小儿寒热，十二惊痫。

钩藤状如葡萄藤，中空而通，长八九尺，或一二丈，大如拇指，置酒瓮中，以气吸之则酒涓涓出，茎间有刺，正如钓钩紫色，叶细长。参《衍义》《纲目》。

《大奇论》曰："心脉满大，痫瘛筋挛；肝脉小急，痫瘛筋挛；肝脉惊暴，有所惊骇；肝肾并小弦，欲惊；二阳急为惊。"夫盛满偏于一处，则他处之不足可知；弦急偏于一处，则他处之纵弛又可知。巢氏曰：小儿血气不和，热实在内，心神不定，所以发惊。甚或摇头弄舌，或睡里惊掣，或数啮齿，则为欲痫；若口眼相引，目睛上摇，手足掣纵，背脊强直，颈项反折，则为痫。又曰：惊痫者，因惊怖大啼乃发也。夫相引掣纵，应弦急；强直反折，应盛满，谓非气血至此，忽被牵掣，遂与他处不相流通，若倒钩逆注者，然可乎？《举痛论》曰："惊则心无所倚，神无所归，虑无所定，故气为乱。"况发于寒热后者，非特正方以兹逆注，邪且难免拘留，此所以有取于钩藤之紫色空中，任是处处倒钩逆注，而脉络决不因之以塞。紫者，水火相参之色，凡阴阳、气血、寒热，皆于此取义焉可也。色紫而气寒，则协和气血分解寒热之用，已具于中矣。矧复中空，则交通阴阳、调剂上下之德，抑又可泯乎？不然，则《别录》仅以之治一病，后人遂不可因此为三隅之反矣。

獭 肝

味甘，有毒。主鬼注，蛊毒，却鱼鲠，止久嗽，烧服之。

獭状似青狐而小，毛色青黑，似狗，肤如伏翼，长尾短足，水居食鱼，能知其岁水之大小，可验穴而得之，他兽肝叶皆有定数，惟此则一月一叶，其间又有退叶也。《纲目》，参《图经》。

巢氏云：注之言住也，言其连滞停住也。人有先无他病，忽被鬼排击，当时或心腹刺痛，或闷绝倒地，如中恶然，得差之后，余气不歇，停住积久，有时发动，连滞停住，乃至于死，死后注易旁人，故谓之鬼注。所以可用獭肝治者，其注必在脏腑，脏腑皆有定所定数，獭肝独应月增无定，灵变之气为鬼所骇，遂不敢停也。又云：蛊是合聚虫蛇之类，以器皿盛之，任其相啖，存其生者即名为蛊。能变化为毒害，遗毒于饮食间，以为人害，食人腑脏，其状心切痛如被物啮，面目青黄。验此之法，须病人唾，水中沉者是蛊，浮者即非，此其毒必藏匿津液中。所以可用獭肝治者，獭入水剿捕诸鱼，凡水居者见之咸遁，而肝尤其灵异所萃，故益为之惧也。寇氏云：常縻①置獭大水瓮中，獭于水中旋转如风，而水为之成旋拢起，四围高举，中心凹下，观者骇目。咳久不止者，水饮上凑所为也，得旋转水而使中心凹下之物，饮亦成旋下趋而咳止矣。至"却鱼鲠"，则因其所畏以制之。

白颈蚯蚓

味咸，寒、大寒，无毒。主蛇瘕，去三虫，伏尸，鬼疰，蛊毒，杀长虫，仍自化作水，疗伤寒伏热狂谬，大腹黄疸。一名土龙。**生平土，**三月取，阴干。

水土合德为蚓，以其食水土而生也。然其始也，便土而不溺水；其竟也，化水而不化土。则是资气于土，资形于水，无怪乎其似水之曲折，似土之迟滞矣。曳水以辏上，则土濡润；假土以范水，则水安流。伤寒狂谬，是土不濡润也；大腹黄疸，是水不安流也，然伤寒狂谬，非热不成；大腹黄疸，非水不作，以水土相黏之病，而投以水土相黏之物，几何不增之焰而益其猖耶？夫不究其气味为咸寒乎！咸能使水不为土范，寒能使土不为火困，乃取其竟之化，非取其始之合也。然则奈何不据其始而要其终？盖他物虽死，犹或得全而难毁，惟蚓则无论炮制生用，迨至成剂可服，定已化水，并无得全之道，又焉能遗其已化，取其未化哉？且所谓蛇瘕、诸虫，皆假湿热之气而成，截血液以为资者，其有取乎此，亦用以释假合之气而全血液之流行耳。若取其未化，则直以虫养虫已矣，又成何理耶！虽然，《衍义》谓为"肾风下注，病不可阙"；《图经》谓为"脚风药中必须"，是又增治风一节，何哉？夫阳盛而不与阴交，阴停而

---

① 縻（mí 迷）：束缚，拘束。

不从阳化，皆风也。蚓性下行，从土中致水，以化其热，热消则风熄，阴畅则阳和矣。非特此也，蚓之出地必以夜，而其便土也，不于地下而于地上，则是在下能化无形之热，致有形之水；在上能去有形之滞，退无形之热，故凡其治耳聋、鼻瘜、舌肿、牙疼、喉痹、头风，可一贯推之矣。

鲮鲤甲

微寒。主五邪，惊啼，悲伤，烧之作灰，以酒或水和方寸匕，疗蚁瘘。

鲮鲤似鼍而短小，色黑似鲤而有四足，能陆能水，日中出岸，开鳞甲如死，令蚁入其中，蚁满闭甲而入水，蚁遂浮出，因接而食之。《图经》。

五邪，五脏偏驳①不调之气，以非气之正，故谓之邪耳。五邪何以能致惊啼、悲伤，惊啼、悲伤何以可用鲮鲤甲治？盖气固偏驳不调，加以非习见习闻之事，分不应受之愆，骤相委致，遂至惊而啼，惊而啼则其气共并于肺，肺为邪并而满，外因泣出而虚，是其伤不能不责之于悲，而其实则究由于气之并，使来源不甚逼迫，则去路自有程度。肺属金石，金之未纯者，鲮鲤能穿而过之，此其取裁之所在也。至于瘘，则巢氏所谓"由饮食之毒入于腑脏，随腑脏而行于所主之脉，稽留脉内不去，使人成种种患害，甚至壅溃成疮"，外漏而中仍结阻，亦岂非五邪留于内，五液伤于外者耶？若夫由痈肿不溃，肌内愤盈者，则取其溃堤之旨，决而通焉。特裹大脓血之候，外既溃则内无结，故溃后不得用也。

---

① 驳：通"驳"，混杂。

苦瓠

味苦，寒，有毒。主大水，面目四肢浮肿，下水，令人吐。生晋地川泽。

瓠以正、二月下种，生苗引蔓延缘，其叶似冬瓜叶而稍团，有柔毛，嫩时可食，五、六月开白花结实，子列瓠上，整齐白而长，谓之瓠犀，霜降后采。参《纲目》。

瓠结蔓间，几经雨时，在夏则自小而大，在秋则自湿而干。自小而大者，凡物皆然；自湿而干，则瓠有异于他物矣。惟当其湿也，固是津气之溢，以故肉厚瓤满，充塞无罅，迨交秋令，渐干渐坚，以至瓤悬于中，肉壳于外，当日之津，遂净尽无余，而其壳则坚若衷甲①，入水而轻举不沾，瓤则微如缕絮，列其子而灿然不乱，有济于用。人顾取其壳生气所系，物实在于瓤，然抽吮津气以资其长，运量津气以成其坚，则其蒂其蔓不无有力焉。蒂原在瓠之上者也，其在于人，汤饮入而汪洋不流，滋腻入而黏着不化，以致津与气相混，充于皮肉，廓于腑脏，腑脏不能行气于外，皮肉无以输津于内，而为大水、面目四肢浮肿，则取其瓤子，制剂服之，以其曾经若此，而能荡练津气，从湿至干，从浮至敛，内犹生气灿然，外竟皮肉坚固者，其理既若合符节，其效自应如桴鼓矣。内外气交，自然清升浊降，特恐一时不能顺从向下，或如瓠之仍由蒂蔓而消，则能令人吐耳。若他瓜蓏之属，有能坚而不能干者，南瓜之类。有能干而不能坚者，栝蒌之类。有能干能坚而脆薄易败者，丝瓜之类。其始非

---

① 衷甲：穿在里面的铠甲。语出《左传·襄公二十七年》："辛巳，将盟于宋西门之外，楚人衷甲。"杜预注："甲在衣中。"

不充沛如瓠，其成却不相等。惟此独异，则惟此独擅其功，但当知其所抽吮者，系夏月之津气，乃阳中之阴，水虽阴类，而病于阳者宜之，若水证而见脉沉、肢冷、舌白、溏泄者，服此非特不能行水，且适足以戕阳，观于其味苦、其气寒，概可识矣。

总 书 目

本 草

药征

药鉴

药镜

本草汇

本草便

法古录

食品集

上医本草

山居本草

长沙药解

本经经释

本经疏证

本草分经

本草正义

本草汇笺

本草汇纂

本草发明

本草发挥

本草约言

本草求原

本草明览

本草详节

本草洞诠

本草真诠

本草通玄

本草集要

本草辑要

本草纂要

识病捷法

药性提要

药征续编

药性纂要

药品化义

药理近考

食物本草

食鉴本草

炮炙全书

分类草药性

本经序疏要

本经续疏证

本草经解要

青囊药性赋

分部本草妙用

本草二十四品

本草经疏辑要

本草乘雅半偈

生草药性备要

芷园臆草题药

类经证治本草

神农本草经赞

神农本经会通

神农本经校注

药性分类主治

艺林汇考饮食篇

本草纲目易知录

汤液本草经雅正

新刊药性要略大全

淑景堂改订注释寒热温平药性赋

方　书

医便

卫生编

袖珍方

仁术便览

古方汇精

圣济总录

众妙仙方

李氏医鉴

医方丛话

医方约说

医方便览

乾坤生意

悬袖便方

救急易方

程氏释方

集古良方

摄生总论

摄生秘剖

辨症良方

活人心法（朱权）

卫生家宝方

见心斋药录

寿世简便集

医方大成论

医方考绳愆

鸡峰普济方

伺鹤亭集方

临症经验方

思济堂方书

济世碎金方

揣摩有得集

呕斋急应奇方

乾坤生意秘韫

简易普济良方

内外验方秘传

名方类证医书大全

新编南北经验医方大成

临证综合

医级

医悟

丹台玉案

玉机辨症

古今医诗

本草权度

弄丸心法

医林绳墨

医学碎金

医学粹精

医宗备要

医宗宝镜

医宗撮精

医经小学

医垒元戎

证治要义

松厓医径

扁鹊心书